Heidelore Kluge

Die Heilkraft des Bieres

Heidelore Kluge

Die Heilkraft des Bieres

Herbig

Besuchen Sie uns im Internet unter:
www.herbig-verlag.de

© 2008 by F. A. Herbig
Verlagsbuchhandlung GmbH, München
Alle Rechte vorbehalten
Umschlaggestaltung: Wolfgang Heinzel
Umschlagbilder: picture-alliance; mauritius, Mittenwald
Herstellung und Satz: VerlagsService Dr. Helmut Neuberger
& Karl Schaumann GmbH, Heimstetten
Lektorat: Gabriele Berding
Gesetzt aus der 12/14,35 Punkt Minion
Druck und Binden: GGP Media GmbH, Pößneck
Printed in Germany
ISBN 978-3-7766-2566-0

Inhalt

Einleitung

Sie sitzen gerade gemütlich bei einem Glas Bier – da plagt Sie unversehens Ihr Gewissen: Ist das nicht schädlich und ungesund? Sollte ich es nicht lieber lassen? Und vielleicht ist es gar nicht Ihr Gewissen, sondern ein Freund oder ein Familienmitglied, das solchermaßen zu Ihnen spricht. Wie es auch sein mag – der Biergenuss ist dadurch getrübt. Dabei ist es eine seit Jahrtausenden bekannte und inzwischen längst auch wissenschaftlich belegte Tatsache, dass Bier geradezu ein Heiltrank ist! Das wissen die meisten Menschen nicht, aber in diesem Buch finden Sie eine Fülle von Belegen dafür – zu Ihrer Beruhigung und als Beweismaterial für andere.

Es führt Sie durch geschichtlich bekannte gesundheitliche Anwendungen, macht Sie mit den wichtigsten gesundheitsfördernden Inhaltsstoffen des Biers bekannt und stellt die heilsamen Anwendungsmöglichkeiten dieses Getränks vor. Außerdem können Sie mit Bier auch die herrlichsten Gerichte kochen und es sogar hervorragend für kosmetische Zwecke verwenden. All dies wird begleitet von einem geschichtlichen Überblick über die Entwicklung des Biers und eine Einführung in die Brautechnik sowie von zahlreichen Anekdoten und Zitaten, damit die wissenschaftlichen Ausführungen nicht zu trocken werden. Sie können bei der Lektüre aber auch ein Glas Bier trinken – durchaus guten Gewissens, denn nun wissen Sie: Bier ist gesund!

Geselliges Getränk – und Mittel zur Gesundheit

Bier ist ein alkohol- und kohlensäurehaltiges Getränk, welches durch Gärung aus den Grundzutaten Wasser, Malz und Hopfen gewonnen wird. Für ein kontrolliertes Auslösen des Gärvorgangs wird meistens Hefe zugesetzt. Im weiteren Sinn versteht man unter Bier jedes alkoholhaltige Getränk, das auf Basis von verzuckerter Stärke hergestellt wurde, ohne dass dabei ein Destillationsverfahren angewandt wurde. Die Abgrenzung zum Wein besteht darin, dass für Weine Zucker aus pflanzlichen (Fruchtzucker) oder tierischen Quellen (z. B. Honig) verwendet werden, während der Ausgangsstoff für Bier immer Stärke ist. In der Regel wird der Zucker aus der Stärke von Getreide (Gerste, Roggen, Reis, Weizen, Mais) gewonnen, seltener wird Stärke aus Kartoffeln oder anderem Gemüse wie Erbsen herangezogen. Der japanische Sake, obwohl oft als »Reiswein« bezeichnet, fällt daher ebenfalls unter die Definition der bierartigen Getränke.

Über den Ursprung des Wortes Bier gibt es keine gesicherten Erkenntnisse. Vermutlich stammt es von biber (lat. »Trank«) ab. Ein nicht mehr gebräuchliches Wort für Bier ist das germanische Äl (vgl. engl. Ale oder schwed. Öl), wobei es sich um das noch ungehopfte Gebräu handelte (zitiert nach Wikipedia).

9

Bier ist seit Jahrtausenden nicht nur ein Genussmittel, sondern ihm werden auch heilende Wirkungen nachgesagt. Zu Recht, sagen Wissenschaftler: In mehr als 1500 Jahre alten ägyptischen Skeletten fanden Anthropologen das Antibiotikum Tetrazyklin. Über Bierhefen war es in das berauschende Getränk gelangt und hatte in der Bevölkerung für niedrige Infektionsraten gesorgt. Zahlreiche andere Zeugnisse längst vergangener Kulturen belegen die Bedeutung von Bier als Heil- und Kultgetränk.

Prinzipiell ist Bier nichts anderes als eine Heilpflanzenzubereitung. Denn aufgrund des Reinheitsgebots wird es zumindest in Deutschland nur mit Hopfen, Gerste und Malz hergestellt – und von denen ist bekannt, dass sie zahlreiche gesundheitsfördernde Wirkstoffe enthalten. Prof. Margo Denke von der University of Texas beschäftigt sich als Internist mit der Wirkung von alkoholischen Getränken auf die Gesundheit und sein Resümee fällt eindeutig aus: »Der antioxidative Inhalt von Bier und Wein ist ähnlich.« Wenn man nun bedenkt, dass »chemische Attacken« in Form sogenannter Oxidationen zahlreiche Erkrankungen mit verursachen, bedeutet dies: Im vorbeugenden Kampf gegen Krankheiten wie Arteriosklerose und Krebs entfalten beide Getränke ähnliche Wirkungen. Es besteht also kein Grund, wie es heute üblich ist, nur dem Wein (und hier vor allem dem Rotwein) positive Effekte auf die Gesundheit zuzuschreiben – das Bier ist mindestens gleichwertig. Möglicherweise ist es sogar überlegen. Denn im Unterschied zum Wein enthält es deutlich weniger Alkohol, mögliche Nebenwirkungen durch überhöhten Alkoholkonsum sind bei ihm erst bei Mengen jenseits von drei Flaschen pro Tag zu erwarten.

Die antioxidativen Wirkstoffe des Biers rekrutieren sich in erster Linie aus den sogenannten Polyphenolen. Die meisten von ihnen – nämlich 70 bis 80 Prozent – stammen vom Malz, während die effektivsten Polyphenole vom Hopfen geliefert werden. Doch Bier ist weit mehr als nur ein Antioxidanzienlieferant, der den Körper vor chemischen Attacken schützt. So enthält es weitaus mehr B-Vitamine als etwa Wein. In einem Glas Pils sind 0,1 Milligramm Vitamin B_6, mehr als doppelt so viel wie in einer gleich großen Menge Rotwein. Und wenn man bedenkt, dass Bier normalerweise aus größeren Gläsern und also in größeren Mengen getrunken wird, fällt der Unterschied noch größer aus.

Bier mithin als vitaminhaltige Gerbstoffquelle und damit vergleichbar mit Kräutertee? Nicht ganz. Denn im Unterschied zum Tee wird Bier vergoren und gesäuert. Auch dies hat zunächst einmal Vorteile, denn die biologische Würzesäuerung geschieht mithilfe von Milchsäurebakterien und Hefen, die ähnlich stabilisierend für unser Darmmilieu und Immunsystem sind wie ihre probiotischen Pendants aus Joghurt und Kefir.

Moderater Bierkonsum wird mit positiven Effekten wie Senkung von LDL-Cholesterinspiegel und Blutzuckerwerten sowie einem verbesserten Blutfluss in Verbindung gebracht. Wissenschaftlich gut dokumentiert ist, dass die Gallenausschüttung und damit die Fettverdauung angeregt wird. Das traditionelle »Teutonen-Gedeck« aus Schweinshaxe und Bier bietet also zumindest aus verdauungstechnischer Sicht einen gewissen Vorteil.

Ein Forscherteam unter Prof. Dietmar Fuchs von der Medizinischen Universität Innsbruck konnte zudem im Test an menschlichen Blutzellen nachweisen, dass Bier biochemische Prozesse hemmen kann, die bei entzündlichen Reaktionen ablaufen. »Die Wirkung ist durchaus vergleichbar mit denen von Rotwein und grünem Tee«, erläutert Fuchs. Bier könnte also eine vorbeugende Rolle im Kampf gegen Arteriosklerose und Herzinfarkt spielen. Interessanterweise war der entzündungshemmende Effekt auch bei alkoholfreien Sorten zu beobachten.

Die positiven Biereffekte lassen sich vor allem auf die Gerb- und Bitterstoffe von Hopfen und Malz zurückführen. Deutschlands Traditionsgetränk Nr. 1 gehört zu den wenigen Lebensmitteln, die sich ihre Bitternote bewahrt haben. Im Unterschied zum Gemüse, das in den letzten Jahrzehnten per Zucht immer mehr entbittert wurde.

Allerdings bröckelt mittlerweile auch die Herbdominanz des Biers, insofern die Brauereien auf dem dümpelnden Biermarkt versuchen, mithilfe von entbitterten »Gold-Bieren« oder mit Biermischdrinks wie »Becks Chilled Orange« oder »Frankenheim Blues« neue (vor allem weibliche und junge) Kunden zu gewinnen. Diese Produkte haben mit Bier im eigentlichen Sinne nicht mehr viel zu tun. Gleichzeitig gilt es aber auch zu bedenken, dass sich die Brauindustrie nur nach den Wünschen der Kunden richtet. Und in diesem Zusammenhang sollten sich vor allem Frauen überlegen, ob die lieblichen Trend-Biere tatsächlich ihren Bedürfnissen entsprechen. Medizinisch gesehen tun sie es nämlich nicht. Die Gold- und Mix-Biere enthalten kaum noch den Hopfenbitterstoff Xanthohumol und diese Substanz wirkt ähnlich wie Östrogen: Sie schützt vor Arteriosklerose – und vor Osteoporose, die häufig während und nach den weiblichen Wechseljahren auftritt.

Geschichte des Biers

Wann genau das erste Bier gebraut wurde, ist ungewiss. Es ist sehr wahrscheinlich, dass das erste »Bier« durch ein Versehen entstand. Ein Brotteig begann zu gären und mit der Zeit entstand ein Brei, der eine leicht berauschende Wirkung hatte, denn Bier ist im Prinzip flüssiges vergorenes Brot. Der erste schriftliche Nachweis des Bierbrauens ist etwa 6000 Jahre alt. Es handelt sich dabei um sumerische Tontäfelchen aus dem Zweistromland, dem heutigen Irak, die detailliert schon das gesamte Brauverfahren beschreiben.

Im sumerischen Gilgamesch-Epos wird die Entwicklung eines in der Steppe lebenden und Gras fressenden Urmenschen zum »kultivierten Menschen« beschrieben. Dieser Urmensch namens Enkidu will seine Kräfte mit dem gottähnlichen Herrscher Gilgamesch messen. Gilgamesch schickt Enkidu, um mehr über dessen Stärken und Schwächen zu erfahren, eine Frau, mit der sich Enkidu eine Woche lang vergnügt. Die Frau lehrt Enkidu die Zivilisation:

»(…) nicht wusste Enkidu, was Brot war und wie man es zu essen pflegt. Auch Bier hat er noch nicht gelernt zu trinken. Da öffnete die Frau ihren Mund und sprach zu Enkidu: ›Iss nun das Brot, o Enkidu, das gehört zum Leben, trink auch vom Bier, wie es ist des Landes Brauch.‹«

Enkidu trank sieben Becher Bier und ihm wurde leicht ums Herz. In dieser Verfassung wusch er sich und wurde so ein Mensch.

Bei den Sumerern taucht das Wort »Bier« bereits oft im Zusammenhang mit Medizin auf. Überliefert sind beispielsweise 15 »Rezepte für ein gesundes Leben«. Zehn davon beinhalten Bier, hauptsächlich um herbe Pflanzenextrakte zu verdünnen. »So erleichterte man sich das Schlucken der herben Medizin«, erklärt Anton Piendl, Bierexperte und ehemaliger Professor an der TU München-Weihenstephan. Auch bei Ritualen scheint Bier für die Sumerer eine Rolle gespielt zu haben. Das Bier war eine Opfergabe, die der Fruchtbarkeitsgöttin Nin-Harra dargebracht wurde. Aber natürlich haben es die Sumerer vor allem selbst getrunken.

Es war nicht so, dass jeder trinken konnte, so viel er wollte. Je nach Standeszugehörigkeit durften die Sumerer zwei bis fünf Kannen Bier beanspruchen – und davon mussten sie noch ihre »Kirchsteuer« zahlen. Beerdigungen zum Beispiel waren schon damals teuer. Sie kosteten sehr viel Brot und sieben Kannen Bier – dreieinhalb Tagesrationen eines einfachen Mannes.

Die Sumerer tranken ihr Bier mit langen Saugrohren aus kostbar verzierten Tontöpfen. Die Trinkrohre waren nicht ganz unwichtig, denn das Bier war ungefiltert. Der berühmte König Hammurabi (1728–1686 v. Chr.) legte auch die Qualität der Biersorten

15

genau fest. Bei Zuwiderhandlung wurden im »Codex Hammurabi«, den man heute noch im Louvre bestaunen kann, drakonische Strafen festgelegt:

– Die Wirtin, die sich ihr Bier nicht in Gerste, sondern in Silber bezahlen lässt oder die minderwertiges Bier teuer verkauft, wird ertränkt.

– Eine Priesterin, die eine Wirtschaft aufsucht oder gar eine Wirtschaft eröffnet, wird verbrannt.

– Bierpanscher werden in ihren Fässern ertränkt oder so lange mit Bier vollgegossen, bis sie ersticken.

Etwa zeitgleich mit den Sumerern entwickelte sich auch in Ägypten die Bierbraukunst. Hier entstand die erste Brauindustrie großen Stils: Bierbrauerei war Staatsmonopol. Fast die Hälfte ihrer Getreideernte verflüssigten die alten Ägypter: Bier gehörte am Nil zum Alltag, war neben Brot das Grundnahrungsmittel. Bier war Teil des Soldes der Armee, Beamte wurden mit dem Getreidesaft entlohnt. Selbst Sklaven erhielten zwei Krüge pro Tag, eine Art staatlich verordnetes Existenzminimum.

Dass wir heute so viel über das Bier der Pharaonen wissen, verdanken wir der Tatsache, dass die Ägypter an ein Leben nach dem Tode glaubten. So gaben sie ihren Verstorbenen auf ihre letzte Reise alles mit, was sie für ihr neues Leben brauchten – auch Bier und Brauzutaten. In den Gräbern fanden sich zahllose Hinweise auf altägyptische Braukunst. Neben Bierrohstoffen, also Getreidekörnern und Krügen mit eingetrockneten Bierresten lieferten Wandmalereien, Bierbrauszenen auf Steinreliefs und Darstellungen auf Opferstellen Informationen über das Nationalgetränk der Nilbewohner.

Die Philister, die ein paar Tausend Jahre später lebten, aber immer noch tausend Jahre vor Christi Geburt, waren in ihrer Trinkkultur schon einen Schritt weiter. Ihre kunstvoll hergestellten Bierkrüge waren mit einem Filter versehen, damit dem Zecher die Gerstenschalen nicht in die falsche Kehle gerieten.

Rituelles Brauen hat wohl auch in Europa eine lange Tradition. Wissenschaftler halten es für möglich, dass auf der schottischen Inselgruppe der Orkneys vor vier- bis fünftausend Jahren schon gebraut wurde – mit nicht mehr als Gerste, einer Feuerstelle und einem großen Kessel.

Genaueres weiß man über den Biergenuss bei den Babyloniern. Sie stellten schon mindestens 20 verschiedene Biersorten her. Der Codex Hammurabi aus dem 18. vorchristlichen Jahrhundert, der älteste Gesetzestext überhaupt, enthält einige Paragraphen rund ums Brauen und Ausschenken von Bier. Da heißt es ja unter anderem, dass ertränkt werden soll, wer minderwertiges Bier teuer verkauft. Hammurabi war der erste Herrscher, der nachweislich – und lange vor den Bayern – das erste Reinheitsgebot erließ. Die Babylonier exportierten ihr Bier unter anderem nach Ägypten, wo man rasch auf den Geschmack kam und schließlich selbst anfing, Bier zu brauen.

Im alten Ägypten galt Bier wegen seines hohen Nährstoffgehalts als flüssiges Grundnahrungsmittel.

Außerdem war das Bier Teil des Soldes, mit dem die Diener des Staates, Beamte und Soldaten entlohnt wurden. Und sogar die Sklaven hatten Anspruch auf Bier – mit gutem Grund. Ein Chronist berichtet, dass die mit dem Bau der Pyramiden beauftragten Sklaven nach dem Genuss des Gerstensaftes überaus lustig geworden seien. Sie tanzten und sangen und die Arbeit ging ihnen leicht von der Hand. Die Bedeutung des Bieres in Ägypten lässt sich auch daran erkennen, dass die Schriftgelehrten ein eigenes Schriftzeichen für Bier einführten. Das Zeichen für Mahlzeit war aus den Zeichen für Brot und Bier zusammengesetzt.

Die Ägypter würzten das Bier nicht wie heute mit dem bitter schmeckenden Hopfen, sondern zum Teil sogar mit süßen Datteln. Über andere Details des Brauvorgangs sind sich die Wissenschaftler jedoch uneins: Einige meinen, dass ägyptisches Bier eine trübe Flüssigkeit gewesen sei wie Haferschleim oder Suppe. Als »fruchtig und süß« bezeichnen es alle, die eine von einer britischen Archäologin 1996 nachgebraute Variante gekostet haben. Japanische Forscher hingegen erhielten, als sie den Brauvorgang nachstellten, eine schaumlose Flüssigkeit in der Farbe von schwarzem Tee und mit einem Alkoholgehalt von zehn Prozent.

In nahezu allen Kulturen der Erde hat das Bier eine Rolle gespielt – und spielt es noch. In Afrika fand man zum Hirsebier, in China zum Reisbier. In den hoch entwickelten indianischen Kulturen gab es ebenfalls Bier. Im Reiche der Chimu im heutigen Pe-

ru trank man ein einfaches Bier, das aus Mais hergestellt war.

Auch die Griechen und Römer brauten Bier, ebenso ihre germanischen Zeitgenossen, allerdings nutz-
ten vor allem die Griechen es vorwiegend für medizinische Zwecke. Die Spartaner gingen sogar so weit,
den Genuss von Bier zu verbieten. Bei den Römern
hieß das Bier Cervisia, nach der Göttin der Feld-
früchte, Ceres. Allerdings galt es bei ihnen als barba-
risches Getränk. Tacitus, der als Erster einen ausführ-
lichen Bericht über die Germanen verfasste, schrieb:
»Als Getränk haben die Germanen ein schauerliches
Gebräu, aus Gerste oder Weizen gegoren, ein Gebräu,
welches mit Wein eine sehr entfernte Ähnlichkeit
hat.«

Julius Cäsar fand, dass Bier ein nahrhaftes und
kräftiges Getränk sei, und so verwundert es nicht,
dass er seine Truppen mit einer ausreichenden
Menge an Bier versorgte. Als Cäsar den Fluss Rubi-
kon im nördlichen Italien überschritt, um seinen
Siegeszug quer durch Europa anzutreten, war demnach eine ganze Menge Bier im Spiel. Es ist auch bekannt, dass Cäsar seinen Gästen Bier in goldenen Po-
kalen servierte. Der Untergang des römischen
Weltreiches bedeutete nicht den Untergang des Bieres – im Gegenteil: Bier war in ganz Europa etabliert.
Zum Beispiel wurde während der 350-jährigen Be-
satzung von Britannien, in der die schon legendären
römischen Straßen angelegt worden sind, auch eine
ausreichende Menge von tabernae (Tavernen) geschaffen, die am Rande dieser Straßen gelegen, Bier

verkauften – antike Autobahnraststätten gewissermaßen.

Die Frage, wie das Bier nach Mitteleuropa kam, ist
wissenschaftlich nicht eindeutig geklärt. Der älteste
Nachweis stammt aus der Nähe von Kulmbach, wo
man im Grab eines Germanen Bierkrüge aus der Zeit
um 800 v. Chr. fand. Es ließ sich feststellen, dass die
Germanen ihr Bier unter anderem mit Eichenrinde
und Eschenlaub würzten und dass sie gelegentlich
auch Blaubeeren hineingaben.

Bereits bei den Germanen war das Brauen eine
Frauensache. Es gehörte zu den hauswirtschaftlichen
Aufgaben. Da Bier Nahrungsmittel war, wurde es von
den Frauen hergestellt. Der Braukessel gehörte lange
Zeit zur Mitgift der jungen Frauen. Aus diesem
Grund dürften wohl auch die Frauen die größten Er-
fahrungen im Braugeschäft gehabt haben.

In den Bräuhäusern des frühen Mittelalters sah
man nur Frauen. Und die Dichter des finnischen Nationalepos Kalevala kamen gar nicht auf die Idee, jemand anders als eine Frau könne sich ums Bier küm-
mern.

Im Mittelalter war es Sitte, dass eine Frau, die
gebraut hatte, ihre Nachbarinnen zu einem »Bierkränzchen« einlud. Bei dem war es oft üblich, Brot
ins Bier zu brocken und so zu essen. (Daraus wurden
dann später die weit spießigeren »Kaffeekränz-
chen«.)

Waren die »Bierkränzchen« noch recht brav und
gesittet – die »Weiberzechen« und »Weiberschulen«
waren es nicht unbedingt. Die gab es im Mittelalter

ebenfalls – Kneipen, in denen nur Frauen zugelassen waren.

In Nonnenklöstern verstand man ebenso viel vom Brauen wie in den Männerklöstern. Auch Martin Luther wusste eine ganze Menge vom Bier. Aber das hatte er von seiner Frau Katharina von Bora, die Brauerin von Beruf war. Das hatte sie im Kloster gelernt und dort hatte sie auch die Brauberechtigung erhalten – und später privat weiter genutzt. Nachdem sie Luther geheiratet hatte, braute sie zu Hause. Oft bekam Luther Bier von Fürsten als Ehrengabe geschenkt. Zu seiner Hochzeit gab es sogar ein Fass Einbecksches. Aber Katharinas Bier blieb sein Leibgetränk. Von unterwegs schrieb er an seine »gnädige Jungfer Katharina Lutherin von Bora und Zulsdorf, meinem Liebchen«, sie möge doch »ein Pfloschen ihres Bieres zu ihm schicken, so oft sie könne«. Und er drohte, wenn Katharina zögere, würde er »vor dem neuen Bier einfach nicht nach Hause kommen«.

»Flüssiges bricht Fasten nicht«: Nicht zuletzt dieser klösterlichen Regel hat das Bier im christlichen Mittelalter seinen Erfolg zu verdanken. Der Bierverbrauch in den Klöstern nahm, wohl aufgrund der körperlichen Beanspruchung durch die Klosterarbeit und die umfangreichen Exerzitien, recht erstaunliche Ausmaße an. Immerhin berichten Chronisten, dass es jedem Mönch erlaubt war, fünf Liter Bier am Tag zu sich zu nehmen.

Die Brautechnik war zunächst alles andere als einheitlich. Um den Alkoholgehalt und die Haltbarkeit von Bier zu erhöhen, wurden alle möglichen Zusätze ins Bier gemengt: Ochsengalle, Eierschalen und Tannenzapfen, bis hin zu giftigen und halluzinogenen Kräutermischungen.

Karl der Große erließ mehrere Vorschriften über das Bierbrauen und war geradezu rührend besorgt darum, dass seine Beamten und vor allem die Klöster überall im Reich mit den erforderlichen Mengen Bier versorgt wurden. Auf die karolingische Zeit geht die Bekanntschaft der Germanen mit dem Hopfen zurück, der aus dem Osten nach Mitteleuropa gekommen war und von Mönchen im 10. und 11. Jahrhundert für die Bierherstellung verwendet wurde. In dieser Zeit verbreitete sich auch der Hopfenanbau in Mitteleuropa.

Im Mittelalter galt Bier auch als geeignetes Getränk für Kinder, da es damals einen geringeren Alkoholgehalt hatte als heute und das Bier durch das Kochen der Bierwürze weitgehend keimfrei war, was man vom Wasser damals nicht behaupten konnte. Es war ferner wegen seines hohen Kaloriengehalts eine wichtige Ergänzung der oft knappen Nahrung, da man als Bier auch minderwertiges Getreide noch halbwegs genießen konnte.

Im Mittelalter sind die Anfänge eines echten Brauwesens zu finden. Es beruhte darauf, dass die Landes- und Grundherren Braurechte verliehen, an die genau festgelegte Rechte (z. B. das Ausschankrecht) und Pflichten gebunden waren.

Im süddeutschen Raum bekamen auch viele Klöster das Braurecht. Den Klosterbrüdern kam das sehr gelegen, denn das Bier bot ihnen die Möglichkeit, die Fastenzeit erträglicher zu gestalten.

Vom 13. Jahrhundert an erhielten mehr und mehr Städte – vor allem in Norddeutschland – das Privileg, Bier zu brauen. Namen wie Bremen, Rostock, Lübeck, Danzig und Braunschweig sind Beispiele für solche traditionsreichen Braustädte.

Da das Braurecht seit dem frühen Mittelalter an einen vorgeschriebenen Grundbesitz gebunden war, waren die Brauereien zunächst Hausbrauereien, aus denen sich im Laufe der Zeit – vor allem in den Hansestädten – Handelsbrauereien entwickelten, die die guten Beziehungen der Hanse mit ihren Niederlassungen im Ausland geschickt zu nutzen verstanden. So entstanden – nicht zuletzt auch dank ihrer günstigen Lage an schiffbaren Flüssen im deutschen Norden – die großen Handelshäuser und damit ein neuer Brauereityp.

Das »Anstoßen« wurde als Vertrauensbeweis im Mittelalter zur gängigen Tischsitte. In dieser Zeit war es durchaus üblich, den einen oder anderen Zeitgenossen mittels einer Prise Gift ins Jenseits zu befördern. Um nun in gemütlicher Runde sicher sein zu können, dass keiner der Anwesenden ein derart heimtückisches Attentat geplant hatte, stieß man mit den massiven Krügen so heftig an, dass das Bier überschwappte – in den Krug des Gegenübers. Wollte ein Attentäter oder Auftraggeber also die Gefahr meiden, selbst etwas von dem verabreichten Gift zu schlucken, durfte er nicht anstoßen. Man durfte also nur denen trauen, mit denen man auch angestoßen hatte.

Während der Jahrhunderte wurde beim Brauen mit den verschiedensten, mitunter auch recht fragwürdigen Zusätzen experimentiert. Das deutsche Reinheitsgebot des bayerischen Herzogs Wilhelm des IV. setzte der Pancherei mit teils schädlichen Stoffen 1516 ein Ende: Als Grundsubstanzen des Bieres waren nur noch Wasser und Gerste und als einziger Zusatzstoff der bitter schmeckende, aber haltbar machende Hopfen zugelassen.

Die Verwendung von Hopfen für die Herstellung von Bier löste heftigen Streit aus – um das sogenannte Grutrecht. Die Grut war ein Gemisch aus allerlei Kräutern, das zum Würzen des Bieres verwendet wurde. Das Grutrecht, welches einer Brauerei die Herstellung von Grut erlaubte, war die rechtliche Basis jeder Brauerei und sicherte den Braumeistern eine Monopolstellung. Durch die Verwendung von Hopfen wäre keine Grut mehr notwendig gewesen. Aus diesem Grund wurde die Verwendung von Hopfen erst einmal verboten.

In die Grut wanderten unter anderem: Wacholder, Gagel, Schlehe, Eichenrinde, Wermut, Kümmel, Anis, Lorbeer, Schafgarbe, Stechapfel, Enzian, Rosmarin, Rainfarn, Johanniskraut, Fichtenspäne, Kiefernwurzeln – vor allem aber auch Bilsenkraut. Manche Kräuter waren ausgesprochen giftig, andere erzeugten Halluzinationen beim späteren Biertrinker. Aus dem Bilsenkraut beispielsweise entwickeln sich, wie wir heute wissen, halluzinogene Alkaloide während des Brauprozesses. Dies dürfte ein Grund dafür gewesen sein, dass der Aberglaube eine große

Rolle rund um den Braukessel spielte. Opfer dieses Aberglaubens waren vor allem die sogenannten Brauhexen.

Da beim Bierbrauen häufig etwas danebenging, was man sich aufgrund des damaligen Wissensstandes nicht immer erklären konnte, suchte man in vielen Fällen den Schuldigen im Bereich des Mystischen. Viele wundersame Kräutlein und kultische Gegenstände wurden auch noch im späteren Mittelalter um den Sudkessel herumgelegt, um böse Geister fernzuhalten. Dieser Aberglaube ging so weit, fehlgeschlagene Brauversuche sogenannten »Brauhexen« oder »Bierhexen« zuzuschreiben. Die letzte Verbrennung einer »Brauhexe« erfolgte im Jahre 1591.

Das Ende des Aberglaubens kam mit der Durchsetzung des Hopfens. Auch wenn die Verwendung des Hopfens erst einmal verboten wurde, setzte sich dessen Verwendung auf Dauer durch. Zum einen wurde das Bier dadurch haltbarer und der Brauprozess stabiler. Es ging weniger schief und es mussten weniger »Schuldige« gesucht werden. Mit der Verwendung des Hopfens erhielt das Bier seinen »klaren Charakter«.

Kein Geringerer als Theophrastus Bombastus von Hohenheim, genannt Paracelsus (1493–1541), entdeckte das Bier erneut für die Medizin. Bier ist eine göttliche Medizin gegen Krankheit, können wir von ihm erfahren. Seine Ansichten setzten sich durch, denn in vielen medizinischen Büchern jener Zeit erfahren wir etwas über die cerevisiae medicatae – die sogenannten Heilbiere.

Mit der Qualität des Bieres nahm auch dessen Verbreitung und damit der Export zu. Den weltweiten Export übernahm die Hanse. Mit der Zeit nahm der Export einen immer größeren Stellenwert ein. Es entwickelten sich regelrechte Brauzentren. Im 14. Jahrhundert zum Beispiel war Bremen Hauptlieferant für den Export nach Holland, England und in die skandinavischen Länder. Durch den weltweiten Export von Bier durch die Hanse entwickelte sich auch in Hamburg eines dieser Brauzentren. Um 1500 wurden in Hamburg alleine 600 Brauereien gezählt. Die Hanse exportierte deutsches Bier sogar bis in das entfernte Indien. In Einbeck wurde das sogenannte Bockbier entwickelt, welches bei einem bayerischen Herzog so viel Anklang fand, dass er den Einbecker Braumeister kurzerhand abwarb.

Dass Hefe auch ein natürlicher Bestandteil der Bierproduktion und für die Gärung verantwortlich ist, entdeckte Louis Pasteur erst 1876. Das von dem niederländischen Wissenschaftler Anton von Leeuwenhoek im 17. Jahrhundert erfundene Mikroskop bildete nicht nur die Grundlage für die von Pasteur gemachten Entdeckungen, sondern half auch Bierwissenschaftlern, eine einzelne Hefezelle zu isolieren. Sie lieferten somit die Grundlage für die moderne Brautechnik und bahnten den obergärigen Bieren den Weg. Im Jahre 1895 schrieb der britische Brauwissenschaftler Walter Sykes Folgendes: »Ihm (Pasteur) verdanken wir mehr als jedem anderen lebenden oder toten Mann unser gegenwärtiges Wissen über den schwierigen und oftmals geheimnisvollen

26

Prozess, der von lebendigen Organismen getragen wird – der Gärung.«

Eine Vielfalt der Biere ist aber trotz der Verringerung der Zutaten erhalten geblieben. Die Kombination der Ausgangsstoffe in einem komplexen Brauprozess ermöglicht die geschmacklichen Variationen.

Der prominenteste Bierbrauer der Welt war übrigens Friedrich der Große (1712–1786). Jeder Hohenzollernprinz musste auch einen bürgerlichen Beruf lernen. Friedrich suchte sich die Bierbrauerei nicht selbst aus. Das besorgte sein Vater, der »Soldatenkönig« Friedrich Wilhelm I. (1688–1740). Er liebte das Bier, er liebte auch den Tabak und er gründete das berühmte Tabakskollegium, in dem er mit seinen Vertrauten, mit Ministern und Offizieren beisammensaß. Das Volk machte es dem Vorbild nach. Was dem König von Preußen wohlbekam, konnte für den gemeinen Mann nicht übel sein. So entstanden die deutschen Stammtische. Die haben noch heute große Bedeutung: Jeder fünfte deutsche Mann ist regelmäßig Mitglied einer Stammtischrunde.

Ab dem 19. Jahrhundert wurde das Bierbrauen wissenschaftlich – statt bisher überwiegend empirisch – betrieben. Die Gärung als fundamentaler Prozess der Brautechnik wurde gründlich erforscht. Schon 1836 gab es in München Brauerkurse. 1848 folgte die Gründung einer Versuchsbrauerei in Schleißheim, die später in die landwirtschaftliche Zentralschule in Weihenstephan integriert wurde. Weitere Versuchs- und Lehranstalten wurden in Norddeutschland gegründet (in Berlin 1883) und trugen zur Entwicklung der Brauereitechnik wesentlich bei.

Trinksitten sind ebenso mit dem Bier eng verbunden wie Brauch und Aberglauben. So ist der Himmelfahrtstag, auch »Vatertag« genannt, durchaus nicht deshalb für den erhöhten Bierkonsum bekannt, weil Ehemänner diese Gelegenheit wahrnehmen, wenigstens einmal im Jahr ungestraft reichlich Bier zu trinken. Die Sitte kommt vielmehr aus dem Germanischen, wo dieser Donnerstag dem Gott Donar geweiht war und man ihn mit zu seinen Ehren reichlich genossenem Bier gnädig stimmen wollte.

Aber auch die heilige Elisabeth hat damit zu tun, von der es in einigen Regionen Deutschlands – vor allem wohl im Raum von Halle – heißt, sie sei auf ihrer Flucht vor Heinrich Raspe, der ein Landgraf von Thüringen war, am Himmelfahrtsmorgen durch einen Ort namens Fienstedt gezogen und die Einwohner seien der heiligen Frau entgegengegangen und hätten sie mit Bier bewirtet. Darüber sei Elisabeth hoch erfreut gewesen und sie habe gesagt: »Jeden Himmelfahrtstag, den Gott werden lässt, müsst ihr mir zu Ehren am Gemeindebrunnen tüchtig Bier trinken.« Dieses Opfer nahmen die Leute von Fienstedt mit großer Begeisterung auf sich, zumal ein Nichtbefolgen dieses Wunsches mit hohen Strafen geahndet werden sollte.

Himmelfahrtsbiere gab es aber auch dort (und gibt es noch), wo die heilige Elisabeth nicht gewesen ist. So kennt man mancherorts den Brauch, am Himmelfahrtstag Bier für die Allgemeinheit auszuschenken, vor allem auch an fremde Wandersleute, weil man ja nicht genau weiß, ob sich unter ihnen jener alte Wandersmann befindet, der gekommen ist, um zu sehen, ob noch alles beim Rechten ist. Die Studenten von Tübingen gingen früher sogar so weit, die Vorübergehenden zum Biergenuss geradezu zu zwingen – was ihnen im Allgemeinen aber nicht viel Mühe bereitete.

So entsteht Bier

An den biologischen Vorgängen der Bierherstellung hat sich über die Jahrhunderte hinweg nichts geändert. Nur das Wissen um diese Vorgänge hat eine wissenschaftliche Basis erhalten und manuelle Arbeiten wurden mechanisiert.

»Bier ist ein Getränk aus Malz, Hopfen, Hefe und Wasser«, heißt es in einer Informationsschrift über deutsches Bier. Und daran soll sich nach dem Wunsche der Brauer auch nichts ändern. Bier ist also ein Getränk aus natürlichen Rohstoffen, das auf dem Wege natürlicher Gärung hergestellt wird.

Trotz gleicher Bestandteile schmeckt Bier überall anders. Die meisten Brauer erzeugen auch noch mehrere verschiedene Biersorten, sodass die etwa 1170 deutschen Brauereien insgesamt schätzungsweise 5000 unterschiedliche Biere herstellen. Kein anderes Land der Welt kann mit einem so großen Angebot an verschiedenen Bieren aufwarten wie Deutschland. Die meisten Biere haben in Sachen Rezeptur und Sorten einen regionalen Ursprung. So genießt man im hohen Norden traditionell das feinwürzige Pils. Diese Sorte hat sich mittlerweile bundesweit durchsetzen können und ist heute das meistgetrunkene Bier Deutschlands. Kölsch dagegen ist das leicht fruchtige Lieblingsbier der Kölner. Ein paar Kilometer rheinabwärts, in Düsseldorf und am Niederrhein, genießt man das feinbittere Altbier. In Bayern wiederum bevorzugt man das hefeblumige Weizenbier. Und in Mitteldeutschland hat das Schwarzbier, das vor allem in Thüringen und Sachsen gebraut wird, besonders viele Anhänger.

Bier ist ein Getränk aus Malz. Malz ist gekeimte Gerste oder – beim Weizenbier – gekeimter Weizen. Durch das Keimen werden in der Gerste gebundene Enzyme (organische Wirkstoffe) aktiviert, vor allem Amylase, die die Stärke in Dextrine und Maltose (Malzzucker) umwandelt. Denn nur der Malzzucker, nicht aber die Stärke kann durch die Hefe im Gärungsprozess in Alkohol und Kohlensäure verwandelt werden.

Nicht jede Gerste ist aber geeignet zum Herstellen von Braumalz. Jeder Brauer hat eine konkrete Vorstellung davon, wie diese eiweißarme Sommergerste – eine zweizellige, feinspelzige und für die Bedürfnisse der Brauwirtschaft gezüchtete sogenannte Braugerste – beschaffen sein muss. Nahezu die Hälfte der in Deutschland verwendeten Braugerste wächst in Bayern, aber auch aus dem Badischen, dem Taubergebiet und Niedersachsen kommt Gerste für die Brauereien. Malz ist die Grundlage für die Gärung, für die Vollmundigkeit und für den Schaum des Bieres.

Das Mälzen vollzieht sich in folgenden Schritten: Die maschinell gereinigten und sortierten Gerstenkörner werden in der Mälzerei in Wasser eingeweicht, wodurch die Keimung angeregt wird. Das geschieht in großen Keimkästen. Unter ständiger Zufuhr von Luftsauerstoff und bei einer ganz bestimmten Temperatur, die immer wieder kontrolliert wird, muss die Gerste acht Tage keimen. Dann hat sie sich in das sogenannte Grünmalz verwandelt.

Grünmalz ist sehr feucht, wird deshalb auf die »Darre« gebracht und dort bei ansteigenden Temperaturen getrocknet. Das heißt, die Körner werden unter der Einwirkung heißer Luft gewissermaßen geröstet. Damit wird der Keimvorgang unterbrochen. Während dieses Vorgangs erhält das Malz, das nun als Darrmalz bezeichnet wird, sein typisches Malzaroma. Die Darrzeiten richten sich nach der Art des Bieres, das aus diesem Malz hergestellt werden soll; auch Temperatur und Feuchtigkeit spielen eine Rolle. Das Resultat ist helles oder dunkles Malz, aus dem später helles oder dunkles Bier gebraut wird. Die Wurzelkeime werden entfernt und als Viehfutter an die Landwirtschaft abgegeben.

Die deutschen Brauereien brauchen für die Herstellung ihres Bieres ungefähr 1,7 Millionen Tonnen Malz. Das entspricht einem Bedarf an Braugerste von 2,1 Millionen Tonnen im Jahr. Mindestens sechs Wochen bleibt das Malz in der Mälzerei. Danach wird es – richtig abgelagert – in die Brauerei gebracht. Dort kommt im Sudhaus der nächste Schritt: das Maischen.

Das Malz wird gründlich gereinigt. Danach wird es in der Schrotmühle geschrotet (zerkleinert). Bei diesem Vorgang müssen die Spelzen – das sind strohartige Schutzhüllen, die das Gerstenkorn umschließen

32

– weitgehend erhalten bleiben, damit sie später im Läuterbottich als Filtermaterial dienen können.

Das geschrotete Malz wird mit Brauwasser vermischt, dieser Vorgang wird Maischen genannt. Dabei kommt es darauf an, das Verhältnis von Malz zu Wasser und die Temperaturen so zu bestimmen, dass optimale Bedingungen für die Wirkung der beim Keimen gebildeten Enzyme geschaffen werden. Sie bewirken, dass innerhalb einer bestimmten Zeit die Stärke des Malzes in wasserlöslichen Malzzucker umgewandelt wird.

Die Kunst des Braumeisters liegt nun darin, im Hinblick auf das zu brauende Bier die richtige Malzqualität zu wählen, das richtige Mischungsverhältnis von Malz zu Wasser herzustellen und die richtige Maischdauer festzusetzen. Nach dem Maischen im Maischbottich oder in der Maischpfanne werden die wasserunlöslichen von den löslichen Bestandteilen getrennt. Als Würze bezeichnet der Brauer die geklärte malzzuckerhaltige Flüssigkeit, die durch den Siebboden des Läuterbottichs oder aus dem Maischefilter abläuft. Die unlöslichen Bestandteile des Malzkorns, Treber genannt, dienen dabei als Filterschicht und werden von den Landwirten als Viehfutter hoch geschätzt.

Auch an das Brauwasser werden hohe Qualitätsanforderungen gestellt, denn es beeinflusst nicht unwesentlich Charakter und Geschmack des Bieres. Im Sinne des Biersteuergesetzes ist jedes in der Natur vorkommende Trinkwasser geeignet. Lediglich zur Verminderung des Eisengehalts, zur Entkeimung und Enthärtung darf das Wasser vorbehandelt werden. Weiches Brauwasser eignet sich besonders gut zur Herstellung von Pilsbieren.

Der Hopfen gibt dem Bier sein Aroma. Der Brauer verarbeitet lediglich die unbefruchteten weiblichen Blüten der Hopfenpflanzen. Sie werden nach der Ernte getrocknet und als Naturhopfen oder gemahlen als Pulver oder als Extrakt an die Brauereien geliefert. Zu den großen Hopfenanbaugebieten gehört vor allem die Holledau in Bayern, die mit Mittelfranken 70 Prozent der Hopfenernte in der Europäischen Union liefert. Hopfenfelder sieht man allerdings auch in Württemberg, nördlich vom Bodensee und in der Rheinpfalz. Die deutschen Hopfenanbaugebiete haben Weltgeltung.

Damit es nicht zur Befruchtung der weiblichen Hopfendolde kommt, werden die männlichen Pflanzen in den Anbaugebieten vernichtet. Eine alte Bauernweisheit lautet: »Ein Hopfengarten muss wie ein Nonnenkloster sein.«

Die deutschen Brauereien haben einen jährlichen Hopfenverbrauch von rund 230000 Zentnern. Je Hektoliter Bier werden 120 Gramm Hopfen zugefügt. Pilsener und helle Spezial- und Starkbiere werden stärker gehopft als Lagerbier und Dunkles.

Unterschieden werden Aroma- und Bitterhopfen, je nachdem, auf welche Inhaltsstoffe sie gezüchtet wurden. Beide Sorten müssen – für das jeweils zu brauende Bier – so gemischt werden, dass das Bier seinen typischen Geschmack bekommt. Hier sind Experten mit solidem Fachwissen, mit guter Zunge und mit empfindlicher Nase gefordert. Übrigens ist der Hopfen auch für die Haltbarkeit des Bieres von nicht geringer Bedeutung.

Beim Würzekochen in der Brau- oder Sudpfanne wird der Hopfen in mehreren Teilgaben der Würze zugegeben. Während des Kochens lösen sich die Bitter- und Aromastoffe des Hopfens. Außerdem wird ein Teil des natürlichen Eiweißes – aus dem Malz stammend – aus der Bierwürze ausgeschieden. Bei Kochtemperaturen von 100 °C wird die Würze überdies keimfrei gemacht und die beim Mälzen entstandenen Enzyme werden inaktiviert.

Im Jahre 1874 leitete Carl von Linde mit seiner Ammoniak-Kompressionsmaschine die Entwicklung der modernen Kältetechnik ein. Die Versuche fanden in der Münchner Spatenbrauerei statt. Und damit begann von Bayern aus der Siegeszug des untergärigen Bieres, das man bis dahin nur mithilfe großer Mengen von Natureis hatte herstellen können.

Untergärig, obergärig – das sind Begriffe des Gärprozesses, der ohne Hefe nicht denkbar ist. Der Braumeister drückt das so aus: »Die gehopfte und klare Bierwürze muss mit Hefe angestellt werden.« Das bedeutet, dass der gekühlten Bierwürze die entsprechende Hefe zugesetzt wird, die den gelösten Malzzucker der Würze auf natürlich-biologische Weise in Alkohol und Kohlensäure umwandelt. Diesen Vorgang nennt man »Gärung«. Die Gärung findet in offenen Gärbottichen oder in geschlossenen Gärtanks statt.

Bei der Hefe unterscheidet man zwischen untergäriger und obergäriger Hefe. Untergärige Hefe vergärt den Malzzucker in etwa acht Tagen bei einer Temperatur zwischen sechs und zehn Grad Celsius. Am Ende der Gärzeit setzt sich die Hefe am Bottichboden ab, also unten. Bei Verwendung der obergärigen Hefe vollzieht sich die Gärung in sehr viel kürzerer Zeit und bei Temperaturen zwischen 15 und 20 °C. Die obergärige Hefe sammelt sich an der Oberfläche des Bieres und wird dort abgehoben. Die unterschiedlichen Gärtemperaturen und Heferassen beeinflussen ganz wesentlich den Geschmack und das Aroma des Bieres.

Etwa 83 Prozent der in Deutschland hergestellten Biere sind heute untergärig. Die Erfindung der Kältemaschine durch Linde war also in der Tat epochemachend, weil erst sie die Gärung bei niedrigen Temperaturen wesentlich vereinfachte. Übrigens ist auch die Wirkung der Hefe keineswegs seit undenklichen Zeiten bekannt. Erst im 17. Jahrhundert kam man der Hefe auf die Spur und erst 200 Jahre später wurde entdeckt, dass es mehrere Heferassen gibt, von denen viele aufs Bier wirken. Heute verwenden die Brauer für Bier spezielle Hefezuchten. Ihre Vermehrung erfolgt unter sterilen Bedingungen.

Ist die Gärung im sogenannten Gärkeller abgeschlossen, vollzieht sich im Lagerkeller die Nachgärung, die je nach Biersorte fünf bis zwölf Wochen dauert. Das Bier lagert während dieser Zeit in geschlossenen Tanks bei sehr niedrigen Temperaturen. Zu Beginn dieses Prozesses nennt man es »Jungbier«.

Sinn dieser Nachgärung ist es, die nach der Hauptgärung verbliebenen Extraktreste noch zu vergären. Dabei erhält das Bier auf natürliche Weise seine Kohlensäure, die aus dem geschlossenen Tank nicht entweichen kann. Auch bildet sich noch etwas Alkohol. Alles, was das Bier trüb machen könnte (dazu gehören auch Hefereste), setzt sich während dieser Zeit ab. Das Bier reift, sein Geschmack rundet sich ab und veredelt sich.

Ist auch die Nachgärung beendet, wird das ausgereifte Bier filtriert, wobei es nicht mit Luftsauerstoff in Berührung kommen darf. Die letzten Trübteilchen verschwinden, das Bier ist nun hefefrei. Von diesem Augenblick an stehen die Fässer und Flaschen bereit, die hundertprozentig sauber sein müssen.

Genaue Zahlen, wie viele Biere es weltweit gibt, sind nicht bekannt. Das mag daran liegen, dass auf keinem der fünf Kontinente so genau definiert ist, was man unter Bier zu verstehen hat. Einzige Ausnahme: Deutschland, denn hier gilt seit 500 Jahren das deutsche Reinheitsgebot. Und allein hier gibt es mehr als 5000 »Biervariationen«.

Die Bierherstellung weltweit beruht grundsätzlich auf Vergärung von Getreide. Das ist in den nordeuropäischen Ländern Gerste oder Weizen. Mancherorts braut man Bier traditionell aber auch aus anderen Rohstoffen: Maniokknollen, Ginsengwurzeln, Kokosmilch, Bananen.

Geradezu unüberschaubar wird die Biervielfalt, wenn man sich die Biergewürze anschaut. In Deutschland wird ausschließlich Hopfen verwendet

– weitere Zutaten machen Bier zu einem kennzeichnungspflichtigen »Biermischgetränk«. Im Ausland aber sind der Kreativität der Bierbrauer kaum Grenzen gesetzt: Hanfbier aus der Schweiz, Heidekrautbier aus Schottland, Chilibier aus Arizona, Biere mit Schokoladengeschmack, belgische Fruchtbiere, französisches Liebesbier mit potenzfördernden Kräutern, Bier mit Austernextrakt, finnisches Wacholderbier.

In Deutschland unterscheidet man nach den wichtigsten Biergattungen. Auch das Steuerrecht unterscheidet zwischen Bier und Bier. Dieses deutsche Biersteuergesetz teilt das Bier nach dem Stammwürzegehalt ein. Der Stammwürzegehalt ist der Anteil des löslichen, aus dem Malz herrührenden Malzzuckers der Bierwürze vor der Vergärung. Der Alkoholgehalt des Bieres in Volumenprozent liegt bei einem guten Drittel der Stammwürze.

Das Einfachbier, das heute kaum noch gebraut wird, hat einen Stammwürzegehalt von 2 bis 5,5 Prozent.

Schankbiere haben eine Stammwürze von 7 bis 8 Prozent. Typische Vertreter dieser Gattung sind die Berliner Weiße, einige alkoholfreie Biere und einige Leichtbiere.

Vollbiere, die 98 Prozent der in Deutschland gebrauten Biere ausmachen, haben 11 bis 14 Prozent Stammwürze. Der Alkoholgehalt liegt zwischen 4,4 und 5 Volumenprozent, das entspricht ca. 35 bis 40 g Alkohol pro Liter Bier. Pils ist ein immer beliebter werdendes helles, stark gehopftes, untergäriges

Bier. In der Beliebtheit folgt das Exportbier, ein mildes, schwach gehopftes, untergäriges Vollbier mit einem Stammwürzegehalt von mindestens 12,5 Prozent. Es heißt zwar Exportbier, wird aber zum größten Teil in Deutschland getrunken, während die exportierten Biere meistens zur Pilsener Brauart zählen. Zu den obergärigen Vollbieren gehören die vor allem im Westen Deutschlands sehr beliebten Sorten Altbier und Kölsch. Insbesondere im Süden erfreut sich das Weizenbier großer Beliebtheit. Eine Besonderheit ist das Rauchbier, das in Bamberg gebraut wird. Es heißt so, weil die Malztrocknung über schwelendem Feuer erfolgt. Märzenbier, ein kräftiges und stärker gehopftes, untergäriges Vollbier, hat einen Stammwürzegehalt von mindestens 13 Prozent. Kräusen-Pils ist eine untergärige, naturtrübe Vollbier-Spezialität. Hefetrübe Weizenbiere sind vor allem in Bayern eine geschätzte Spezialität. Malzbier ist ein obergäriges, dunkles Vollbier (Stammwürze 11–14 Prozent) mit geringem Alkoholgehalt (bis max. 0,5 Gewichtsprozent). Malzextrakt und andere Aromastoffe sind dank der besonderen Herstellungsart (stark reduzierte Gärung) weitgehend erhalten geblieben. Das Diätbier, ein untergäriges Vollbier, darf nur vier Fünftel der belastenden Kohlenhydrate herkömmlicher Biere aufweisen und sollte einen Alkoholgehalt haben, der demjenigen anderer Vollbiere entspricht. Eine Spezialität unter den Starkbieren ist das Bockbier, das in vielen Gegenden Deutschlands als »Maibock« auf den Markt kommt. Es hat allerdings nichts mit einem Ziegenbock zu tun, sondern sein Name hat sich aus dem Einbecker Starkbier entwickelt, das im Mittelalter in Bayerns Hauptstadt überaus beliebt war.

Das sogenannte alkoholfreie Bier enthält meist eine geringe Menge Alkohol. Diese liegt je nach Herstellungsverfahren zwischen 0,02 und 0,5 Prozent Alkohol. Die meisten Fruchtsäfte enthalten von Natur aus durch Gärprozesse vergleichbare Alkoholmengen. Ein veraltetes Herstellungsverfahren für alkoholfreies Bier ist das Abbrechen des Gärprozesses, bevor sich ein nennenswerter Anteil Alkohol bilden kann, wie man es auch beim Malzbier macht. Das modernere Verfahren ist das Dialyseverfahren, wobei einem normalen Bier durch Osmose über eine Membran der Alkohol entzogen wird. Zurzeit hat alkoholfreies Bier einen Marktanteil von etwa 3 Prozent.

Kleines Bierlexikon

In den Kapiteln über die Bierherstellung tauchen viele Fachausdrücke auf, die hier zum besseren Verständnis kurz erläutert werden sollen. Begriffe, die innerhalb dieser Texte kursiv geschrieben sind, werden in einem eigenen Stichwort näher erläutert.

Abkühlen In einem Wärmeaustauscher wird die klare Würze im sogenannten *Gegenstromverfahren* mit Eiswasser auf *Anstelltemperatur* heruntergekühlt und in steriler Luft zur Sättigung mit Sauerstoff begast und in einen Gärbottich geleitet. Bei vorwiegend belgischen Spezialitäten wie Kriek, Lambik und Gueuze, aber auch beim früher sehr bekannten Danziger Jopenbier ist die Verwendung eines sogenannten *Kühlschiffes* gebräuchlich.

Abläutern Nachdem das Maischen abgeschlossen wurde, müssen nun Treber (die festen Bestandteile) und Würze (malzzuckerhaltige Flüssigkeit) getrennt werden. Dazu wird die Maische in den *Läuterbottich* gepumpt. Im Läuterbottich befindet sich ein Siebboden mit feinen, kleinen Schlitzen. Die Spelzen (Malz-Kornhäute) setzen sich nach ein paar Minuten auf dem Siebboden ab und bilden eine zusätzliche Filterschicht. Die flüssige Würze läuft durch die Spelzenschicht und den Siebboden geläutert in die Würzepfanne.

Alt Biersorte, die nach der obergärigen, »alten« Art gebraut wird, die es ermöglichte, auch vor der Erfindung der Kältemaschine Bier an warmen Tagen zu brauen, da obergärige Hefe bei 15–20 °C vergärt.

Anschwänzen Zum vollständigen Herauslösen der Extraktstoffe wird der Treber (siehe *Biertreber*) mit heißem Wasser übergossen (= Anschwänzen). Das Anschwänzen wird so lange wiederholt, bis der gesamte Malzzucker aus den Trebern restlos ausgewaschen ist. Durch das Anschwänzen verdünnt sich die Würze in der Pfanne von ursprünglich fast 15–18% Zuckergehalt auf knapp 10%.

Anstelltemperatur Dies ist die Temperatur, bei der die zur Gärung notwendige Hefe »angestellt«, d. h. zugegeben wird. Die Gärung beginnt bei Temperaturen zwischen 8–10 °C.

Biertreber Biertreber sind ein Nebenerzeugnis, das bei der Bierherstellung als Rückstand des Malzes (entkeimtes Getreide) am Ende des Maischprozesses (*Abläutern*) im *Läuterbottich* verbleibt. Sie enthalten alle wasserunlöslichen Bestandteile des Malzes (Spelzen, Schalen, Fett usw.), kaum Zucker und Stärke. Sie enthalten etwa 8 g Calcium und 4 g Phosphor je Kilogramm Trockenmasse.

Frische und silierte Biertreber sind ein schmackhaftes Tierfutter. Sie werden sehr gerne gefressen. Frische Treber sind wegen des hohen Wassergehaltes leicht verderblich (max. 2–3 Tage Lagerdauer).

Caramelmalz Spezialmalz, das eingesetzt wird, um eine höhere Vollmundigkeit, ein malzbetontes Aroma und gegebenenfalls einen besseren Schaum zu erzielen.

Darren Beim Darren wird der Keimvorgang durch Erhitzen des Grünmalzes auf 85–100 °C beendet und das Malz getrocknet. Das Darren gliedert sich in Schwelken und Abdarren.
Beim *Schwelken* erfolgt weitgehend die Festlegung der späteren Farbe des fertigen Malzes, da in Abhängigkeit vom Wassergehalt des Darrgutes vermehrt Ausgangsprodukte für die beim späteren Abdarren ablaufenden Maillard-Reaktionen gebildet werden. Je höher die Darrgutfeuchte beim Schwelken ist, desto dunkler wird das spätere Darrmalz ausfallen. Im zweiten Teilprozess, dem Abdarren, wird der gewünschte Trocknungsgrad des fertigen Malzes eingestellt. Die Inaktivierung der Malzenzyme verläuft bei geringeren Feuchtegraden schonender, dunkles Malz besitzt daher gegenüber hellem geringere Enzymaktivitäten.
Das Ergebnis dieser Vorgänge ist das Malz. Dessen Eigenschaften beeinflussen den Geschmack des später gebrauten Biers bereits wesentlich: Je nach

verarbeiteter Getreidesorte, Dauer und Temperatur der Keimung, Wassergehalt vor dem Abdarren sowie Dauer und Temperatur des Abdarrens entstehen ganz verschiedene Malzsorten. So ergibt z. B. durch sehr hohe Temperaturen beim Abdarren teilweise karamellisiertes oder geröstetes Malz dunkles, sehr aromatisches Bier mit karamelligem oder rauchigem Geschmack.

Filtration   Bei der Mehrzahl der Biere wird das Bier nach der Lagerung gefiltert (*Kieselgur*filter, Entkeimungsfilter). Dabei wird dann durch letztmalige Ausfilterung von Eiweißgerbstoff-Verbindungen, Hopfenharzen, toten Hefezellen oder bierschädlichen Bakterien die letztendliche Klarheit erreicht, die durch die normale Klärung bei der Lagerung nicht möglich wäre. Bei naturtrüben Bieren entfällt dieser Schritt.

Flaschengärung   Hauptsächlich bei der Herstellung von Weizenbier verwendete Technologie, bei der die *Nachgärung*, Ausreifung und Anreicherung von CO_2 in der Flasche stattfindet.

Gärstadien   Die Wandlung der Würze in Jungbier kann man mit folgenden Stadien während der Hauptgärung beschreiben:
– Innerhalb der ersten 12 Stunden vermehrt sich die Hefe und sammelt aus dem vorhandenen Zucker und Sauerstoff die Kraft für ihre Vermehrung und die *Gärung*. Am ersten Tag überzieht

sich die Oberfläche bereits mit einer feinen weißen Schaumdecke.

– Ab dem zweiten Tag bringt das aufsteigende CO_2
eine gut sichtbare Bewegung in die Würze und
befördert Trüb- und Hopfenbitterstoffe aus der
Würze in die Schaumdecke. Die nun bräunlich
gefärbte Schaumdecke nennt die Fachwelt
»Kräuse«. Während dieser Phase beginnt in der
Würze die Umwandlung des Zuckers in Alkohol
und CO_2.

– Am dritten oder vierten Tag entfaltet die Gärung
ihre Hauptaktivität. Die Temperatur steigt durch
die Gärung an.

– Ab dem fünften Tag, sobald in der Würze
kein Zucker mehr vorhanden ist, stirbt die Hefe
ab und das Jungbier ist entstanden. Die Kräuse
fällt langsam zusammen und der Zeitpunkt
für das Abfüllen in die Lagertanks ist gekommen.

Gärung Während der Hauptgärung im Gärkeller
vergärt die Hefe innerhalb von 3–6 Tagen den
größten Teil des im *Sudhaus* gewonnenen Malzzuckers der Würze in Alkohol und Kohlensäuregas
(CO_2). Der Alkohol bleibt dabei im Bier und der
größte Teil des CO_2 verflüchtigt sich. In modernen
Brauereien wird in besonderen Anlagen das CO_2
gesammelt. Die vergorene Würze nennt die Fachwelt »Jungbier«.
Für das Starten der Gärung wird die abgekühlte
Würze nach dem Brauen im Gärkeller zuerst mit

45

reichlich Sauerstoff belüftet. Danach gelangt sie in offene oder geschlossene Gärbottiche.

Pro 100 Liter Würze benötigt man zum Starten der Gärung (Anstellen) zwischen 0,5 bis 1 Liter dickbreiige Hefe.

Hefe ist ein lebender *Mikroorganismus*. Während der stärksten Aktivität der Gärung befinden sich in einem Milliliter Würze bis zu 50 Millionen Hefezellen. Der Brauer kennt zwei verschiedene Hefe-Familien – obergärige und untergärige Hefe – mit jeweils mehreren Stämmen.

Die Würze lässt man je nach Bierstil und verwendeter Hefe bei kalten (untergärig, 5–9 °C) oder warmen (obergärig, 15–25 °C) Temperaturen vergären.

Gegenstromverfahren (counter current process) Grundsätzlich ein Verfahren, bei dem die an der Stoffumwandlung beteiligten Medien in entgegengesetzter Richtung einer Anlage strömen.

Grünmalz Beim Mälzen werden in einer Mälzerei Gersten- oder (bei Weißbier) Weizenkörner unter Zugabe von Wasser zum Keimen gebracht. Der Keimprozess sorgt dafür, dass die zur Stärkeaufspaltung notwendigen Enzyme im Korn gebildet bzw. angereichert werden.

Nach der etwa 6- bis 8-wöchigen Keimruhe, bei der das Keimgut seine volle Keimfähigkeit ausbildet, wird es in Weichen 1 bis 2 Tage lang eingeweicht. Dabei erhöht sich der Wassergehalt auf etwa 45% und leere Schalen sowie tote Körner werden aufgeschwemmt. Diese sogenannte Schwimmgerste wird abgeschöpft. Nach der Weiche kommt das Korn in den Keimkasten. Unter genau eingestellter Temperatur und Frischluftzufuhr beginnt jetzt die Keimung, die sich in verschiedene Phasen unterteilt.

Phase 1: Am ersten Keimtag durchbricht der Wurzelkeim das Korn. Das Keimgut heißt jetzt in der Fachsprache »Brechhaufen«.

Phase 2: Nach 3 Tagen teilt sich die Wurzel. Das Keimgut heißt jetzt »Gabelhaufen«.

Phase 3: Etwa am fünften Tag sind die Wurzeln der einzelnen Körner so weit gewachsen, dass sie ineinandergreifen. Das Keimgut heißt jetzt »Greifhaufen«.

Mit dem fünften Tag ist die Keimung abgeschlossen. Das Ergebnis der Keimung nennt man Grünmalz.

Hefe Hefe bringt die Würze zum Gären und wandelt den Malzzucker in Alkohol und Kohlensäure um. Durch die Zugabe untergäriger Hefen entstehen untergärige Biere, mithilfe obergäriger Hefen entstehen obergärige Biere.

Hefezugabe Hat die Würze eine Temperatur von unter 10 °C erreicht, erfolgt die Zugabe der biologisch aktiven Bierhefe. Dieser Vorgang wird als Anstellen bezeichnet. Die Hefe sorgt für den Gärprozess: In großen Gärtanks – in der Regel in entsprechend kühlen und dunklen Gärkellern – wird der Zucker in der Würze innerhalb von 5–8 Tagen zu Alkohol (Ethanol) vergoren. Etwa 60–70% des Malzzuckers werden auf diese Weise umgesetzt. Das dabei entstehende Kohlenstoffdioxid wird in der Regel abgesaugt, um dem Bier am Ende des Brauprozesses (bzw. beim Zapfen) wieder zugesetzt zu werden.

Je nach Hefesorte und Würzerezeptur ergibt die Gärung untergäriges oder obergäriges Bier. Früher hat man die Gärung dem Schicksal überlassen. Man spricht dann von Spontangärung. Die belgischen Flaschenbiere werden teilweise noch heute ohne Hefezugabe gebraut.

Hopfen Hopfen gilt als die »Seele des Bieres«. Er verleiht dem Bier seinen herb-bitteren Geschmack, verbessert seine Haltbarkeit und stabilisiert den Schaum. Das größte Hopfenanbaugebiet ist die Hallertau (Holledau) in Bayern.

Hopfengabe Bitterhopfen wird zu Beginn der Kochzeit beigegeben, während $1\frac{1}{2}$ Stunden gekocht und bringt Herbheit und Bittergeschmack ins Bier. Aromahopfen, der am Ende hinzugefügt und nur 5–10 Minuten gekocht wird, hat Einfluss auf das Hopfenaroma im Bier.

Die meisten Rezepte kombinieren diese zwei Hopfengaben und bedienen sich einer speziellen Bitterhopfen- und Aromahopfensorte. Es gibt aber auch Rezepte mit mehr als diesen zwei wichtigen Hopfengaben.

Infusionsverfahren Beim Infusionsverfahren wird die gesamte Maische in einem Gefäß – der Maischpfanne – langsam und in Schritten auf die Abmaischtemperatur erwärmt. Je nach Rastzeit bei bestimmten Temperaturen findet eine mehr oder weniger intensive Verzuckerung statt. So bestimmt man den Anteil an vergärbarem und unvergärbarem Zucker bzw. die Restsüße des Bieres.

Beim Infusionsverfahren entstehen eher hellere, schlankere Biere. Weil die Spelzen nicht gekocht werden, sind dafür gut gelöste Malze nötig. Infusionsverfahren wurden erst mit der heutigen Technik möglich. Präzise Temperatursteuerung und Pfannen mit mehreren großflächigen Heizzonen sind dafür Bedingung. In England bedient man sich auch einer einfachen Methode des Infusionsverfahrens. Die Maische wird auf knapp 70 °C aufgeheizt und für etwa 2 ½ Stunden stehen gelassen, damit die Verzuckerung stattfinden kann.

Kieselgur Filterhilfsmittel aus fossilen Ablagerungen der Kieselalgen. Feinkörniges Pulver, mit der Eigenschaft, Trübungsstoffe an sich zu binden.

Kochende Der Braumeister kontrolliert jeden Sud nach dem Kochende. Die Spindel verrät den Stammwürzegehalt, die geeichte Messlatte den genauen Inhalt der Pfanne, das Auge prüft den feurigen Glanz sowie die Flockenbildung der ausgeschiedenen Eiweißstoffe und die Nase die Sauberkeit des Geruchs.

Kühlschiff Das Kühlschiff war das klassische Gerät zur Trübentfernung und Oxidation der Würze in der Brauereihistorie. Bei der Herstellung von Bierspezialitäten wie Kreik, Lambic und Gueuze ist es heute noch unabdingbar.

Es handelt sich um ein ganz flaches, offenes Gefäß, in dem die heiße Würze von der *Sudpfanne* herkommend ausgeschlagen wird. Der heiße Sud muss sehr schnell abgekühlt werden. Zunächst läuft die Würze durch den Hopfenseiher, in dem die Hopfendolden abgefangen werden. Danach verteilt sich die Würze auf die große Oberfläche. Während einer Verweilzeit von 30–60 Minuten setzt sich der Heißtrub ab, und zwar umso besser, je flacher das Kühlschiff ist. Je länger die Verweildauer, desto besser der Kühl- und Kläreffekt, desto größer aber auch die Gefahr einer Infektion mit Hefen oder Bakterien. Daher muss das Kühlschiff immer peinlich sauber gehalten werden oder aber die Infektion mit selektierten Keimen, wie bei den oben genannten Spezialbieren, ist erwünscht.

In den heutigen industriellen Brauereien ist das Infektionsrisiko jedoch zu hoch, sodass Kühlschiffe nur noch in Museumsbrauereien existieren.

Läuterbottich Der Läuterbottich ist das Gefäß, in welchem die flüssigen Bestandteile der Maische von den festen getrennt werden. Die ablaufende Flüssigkeit bezeichnet man als Würze. Die festen Bestandteile heißen Treber und setzen sich am Boden ab. Sie dienen dabei als natürliche Filter.

Läutern Das Malz hat nun seinen Zweck erfüllt und kann von der sogenannten Würze, also der Flüssigkeit, die vor dem Zugeben der Hefe im Brauprozess während des Maischvorgangs entsteht, getrennt werden. Dazu wird der heiße Sud in einen sogenannten *Läuterbottich* umgefüllt. Wenn man danach ein wenig wartet, kann man die Eigenschaft der Maische nutzen, dass sie »selbstfiltrierend« ist: Am Boden des Läuterbottichs bildet sich durch nach unten sinkende Malzreste (in erster Linie die Spelzen der Getreidekörner) eine Art Malzkuchen. Nun lässt man die Flüssigkeit langsam aus dem Läuterbottich laufen und fängt sie in einem geeigneten Behälter auf. Schließlich soll daraus später das Bier entstehen. Dabei fließt der Sud durch den Malzkuchen am Boden des Läuterbottichs, der wie ein Filter wirkt und die darin enthaltenen Schwebstoffe aus dem Sud herausfiltert. Alle Feststoffe aus der Maische scheiden sich als sogenannter Treber ab, der meist als Viehfutter verwendet wird. Die so gewonnene klare Flüssigkeit ist die Würze.

Die Bezeichnung »Vorderwürze« deklariert den aus dem Läutergefäß gewinnbaren flüssigen Teil der Maische. Nachgüsse mit heißem Wasser erfolgen nach Ablauf der Vorderwürze als chargenweise oder permanente Wasserzugabe in das Läutergefäß und dienen zum Auswaschen des beim Maischen aufgeschlossenen Extrakts (im Wesentlichen der Eiweiß- und Stärkeabbauprodukte) aus dem Treber. Auch hier entscheidet sich der Biergeschmack: Je nach Menge der Nachgüsse verändern

sich die Konzentrationen von Stärkeabbaupro-
dukten und Malzzucker in der Würze. Dies ist
wichtig für den späteren Alkoholgehalt und die
Stammwürze des Biers.

Mehlkörper Der Mehlkörper wird von der sogenannten Aleuronschicht (auch »Wabenschicht«
genannt) umhüllt. Die Aleuronschicht dient im
Korn als Nährstoffspeicher und -leiter, sie enthält
ca. 30% des Korneiweißes und ist reich an Fermen-
ten und Vitaminen.
Der Mehlkörper selbst besteht aus Stärkekörn-
chen, die durch Eiweißstrukturen (das sogenannte
»Klebereiweiß«) zusammengehalten werden. Der
Mehlkörper bildet den größten Teil des Korns. Er
enthält fast 100% der Stärke im Korn. Allerdings
sind im Mehlkörper nur geringe Teile der Mineralstoffe, sehr wenig Ballaststoffe und wenig Eiweiß
enthalten. Das im Mehlkörper enthaltene Eiweiß,
das Klebereiweiß, ist extrem wichtig für die Back-
fähigkeit des Mehls, also z. B. die Fähigkeit, Wasser
zu binden.

Mikroorganismen Meist einzellige, mikroskopisch
kleine Organismen; sie werden eingeteilt in Viren,
Bakterien und Pilze. Zu Letzteren zählt die Hefe.

Milchsäure Stoffwechselprodukt von Milchsäurebakterien; einige dieser Spezies können in Bier
wachsen und einen unangenehm sauren Geschmack hervorrufen.

Nachgärung Letzter Abschnitt der Gärung, in dem die restlichen vergärbaren Extraktstoffe in Alkohol, CO_2 und Wärme abgebaut werden, wobei sich das Bier mit CO_2 anreichert.

Reifung Das vergorene Jungbier aus dem Gärkeller enthält Alkohol, etwas Kohlensäure, noch etwas vergärbaren Zucker und ist mit Trubstoffen und Hefe durchsetzt.
Die Reifung des Jungbieres findet in Lagertanks unter leichtem Druck statt – idealerweise bei einer Temperatur um +/–1 °C, egal ob unter- oder obergärig. Während der kalten Reifung klärt sich durch Absetzen von Hefe und Trubstoffen das Bier weitgehend. Das CO_2, die Kohlensäure, bildet sich im Bier durch den leichten Druck und die Kälte.
Je nach Bierstil und Brauerei dauert die Reifung zwischen 2–15 Wochen. Einige wenige Spezialitäten brauchen sogar noch länger. Der Brauer nennt diesen Prozess auch Nachgärung. Nach dieser Reifung kann man das Bier als »Zwickelbier«, »Tankbier« oder »Kellerbier« genießen.

Spundung Verschließen des Lagertanks zur Anreicherung von CO_2. Der nötige Druck wird durch den Spundapparat geregelt. Ungespundetes Bier lagert ohne Gegendruck.

Sudhaus Es ist das Herz einer jeden Brauerei. Im Sudhaus stehen der Maischbottich, der *Läuterbot-*

tich und die *Sudpfanne,* hier werden die drei Rohstoffe Wasser, Malz und Hopfen zur Würze verarbeitet.

Sudpfanne Die Sudpfanne (auch Würzepfanne) ist diejenige Braupfanne, in der die Würze erhitzt, zum Sieden gebracht und fertig gekocht wird.

Trübung Eine Trübung des Bieres kann zwei Ursachen haben: Bestimmte Mikroorganismen können durch Unsauberkeiten in der Brauerei oder Gastronomie ins Bier gelangen und sich vermehren, was zu Trübungen führt. Andererseits kann durch äußere Einflüsse (z. B. zu kalte Lagerung, Sauerstoffeinfluss beim Abfüllen u. a.) das Lösungsverhalten bestimmter Inhaltsstoffe des Biers (vor allem Eiweiß) negativ beeinflusst werden.

Wasser Zum Bierbrauen darf nur Trinkwasser verwendet werden. Das geschmacklich richtige Brauwasser zu erhalten ist eine Kunst für sich. Oft haben Brauereien deshalb ihre eigenen Quellen und Brunnen oder wählen gar ihren Standort nach der Wasserqualität aus. Der Härtegrad ist von entscheidender Bedeutung. So brauchen einige Biersorten besonders weiches, also kalkfreies Wasser. Entzogen werden darf dem Wasser der Eisengehalt, es kann entkeimt, enthärtet und gefiltert werden.

Weißbier   Obergäriges Vollbier, für das neben Gers-
ten- auch Weizenmalz verwendet wird. Das erfri-
schende, etwas kohlensäurereichere Weizenbier
gibt es hefetrüb und kristallklar, aber auch als Bock
und Doppelbock sowie in einer leichten und einer
alkoholfreien Variante.

Die wesentlichen Inhaltsstoffe
des Biers

Bier hat 8000 Inhaltsstoffe, darunter mehr als 400 Duftstoffe. Im Vergleich dazu: Wein enthält etwa 1200 verschiedene Stoffe. Die positiven Wirkungen des Bieres beruhen auf den Wirkstoffen, die im Bier enthalten sind.

Wasser Aufgrund des hohen Wasseranteils (ca. 93% bei Pilsener Bieren) gehört Bier zu den schwach alkoholhaltigen Getränken.

Alkohol »Alkohol ist ein Nahrungsmittel, eine Flüssigkeit und ein Kraftstoff, aber auch ein Reinigungs- und schmerzstillendes Mittel, weiterhin ein Anregungs- und Beruhigungsmittel und schließlich ein Mittel, das Wohlbehagen hervorruft, aber auch betäubend wirken kann« (Mark Keller, Herausgeber des »Journal of Studies on Alcohol«).
Da der Alkoholgehalt des Bieres der niedrigste ist von allen alkoholhaltigen Getränken, ist es einfach, die möglichen negativen Folgen des Alkohols durch mäßigen Genuss zu vermeiden. Außerdem hat Bier gegenüber anderen alkoholhaltigen Getränken (vor allem Spirituosen) den Vorteil, dass es noch wichtige Nährstoffe (Kohlenhydrate,

Vitamine und Mineralstoffe mit hohem Phosphatanteil und auch Eiweiß in geringen Mengen) enthält.

Kohlendioxid Die Kohlensäure sorgt für eine gute Durchblutung der Mundschleimhaut, fördert die Speichelbildung sowie die Säurebildung der Magenschleimhaut und die Verdauung.

Kohlenhydrate Die in der Gerste enthaltene Stärke wird durch den Mälzungs- und Brauprozess vollständig zu niedermolekularen Verbindungen abgebaut. Die Kohlenhydrate des Bieres sind daher schnell und leicht verdaulich.

Eiweißverbindungen Bier ist zwar kein eiweißreiches Lebensmittel, doch sind alle essenziellen und viele nicht essenzielle Aminosäuren darin enthalten.

Mineralstoffe Mit einem Liter Bier kann ein beträchtlicher Teil des Tagesbedarfs an Mineralien gedeckt werden: Magnesium 45%, Phosphor 40%, Kalium 20%. Magnesium ist entscheidend am Aufbau und Erhalt des Skelettsystems und der Zähne beteiligt. Die Phosphorsäure ist als Wirkstoff für den Stoffwechsel unentbehrlich und ist Bestandteil der Zellbausteine. Kalium spielt bei der Wasserausscheidung sowie bei der Regulierung des Blutdrucks eine wichtige Rolle. Außerdem unterstützt Kalium die Ausscheidung von Natrium,

das zwar für den Körper wichtig, dort aber übli-
cherweise in zu hoher Konzentration vorhanden
ist. Außerdem enthält Bier Kalzium, Sulfat, Schwe-
fel, Kupfer, Mangan, Zink und Eisen. Bier ist andererseits mit 30 mg/l Natrium sehr kochsalzarm.
Daher kann Bier die Gewebe entwässern und den
Blutdruck senken. Kalziumarmut und Magnesi-
umreichtum beugen Erkrankungen des Herzens
vor und wirken der Bildung von Gallen- und
Harnsteinen entgegen.

Vitamine   Die in einem Liter Bier enthaltenen Vitamine können ebenso wie die Mineralstoffe einen
Teil des Tagesbedarfs decken. Das gilt besonders
für:

Niacin	65%
Pyridoxin (B_6)	35%
Pantothensäure (B_3)	20%
Riboflavin (B_2)	20%.

Die im Bier enthaltenen Vitamine der Gruppen B_2,
B_6, B_9, B_{12} und H sind Nahrung für die Nerven. Sie
verbessern die Konzentrationsfähigkeit, unterstützen die Bildung roter Blutkörperchen, wirken sich
positiv auf das Herz-Kreislauf-System aus und regen den Stoffwechsel an.
Niacin, das der Mensch zum Abbau von Zucker-
stoffen sowie Fettsäuren benötigt und das den Einfluss schädlicher UV-Strahlung reguliert, ist im
Bier in besonders großen Mengen enthalten. Niacin ist für unseren Teint unentbehrlich, denn es

unterstützt die Bildung des Kollagens und beeinflusst die Pigmentbildung.

Vitamin B$_2$ wiederum nimmt entscheidenden Einfluss auf das Wachstum des Menschen und wirkt
sich förderlich auf Heilungsprozesse der Haut aus
und kräftigt Nägel und Haare. Auch das Vitamin D
nimmt Einfluss auf das Wachstum und über-
nimmt zusätzlich den Aufbau von Knochen und
Zähnen.

Die Pantothensäure ist für die »Ernährung« der
Hautzellen zuständig und unterstützt beispielsweise deren Regeneration nach einem Sonnen-
brand.

Riboflavin unterstützt das Wachstum des Menschen und fördert Heilungsprozesse von Haut,
Haaren und Nägeln.

Polyphenole   Bier enthält – ähnlich wie Rotwein und
grüner Tee – recht viele Polyphenole. Diese früher
als »Gerbstoffe« bezeichneten Substanzen schützen als Antioxidanzien den Organismus vor ag-
gressiven Substanzen, den freien Radikalen. Sie
sind der Hauptgrund dafür, dass Bier vor Krankheiten wie Infarkten, Arthritis und Krebs schützen
kann. 70–80 % der antioxidativen Bier-Polyphe-
nole stammen aus dem Malz, 20–30 % aus dem
Hopfen. Rein mengenmäßig gesehen müsste man
das Bier eher als Malz-Getränk sehen denn als
Hopfen-Zubereitung. Tatsache ist jedoch auch,
dass die effektivsten Polyphenole, wie etwa das
Xanthohumol, vom Hopfen kommen.

Organische Säuren Sie wirken sich günstig auf die Herzleistung und auf die Darmflora aus und regen außerdem die Speichelsekretion an.

Amine Sie beschleunigen die Herztätigkeit, erweitern die Blutkapillaren und steigern die Magensaftsekretion.

Nukleinsäurebausteine Sie beeinflussen den Blutdruck und erweitern die Herzkranzgefäße.

Gerste, Weizen und Hopfen

Gerste Die Entwicklung der Gerste zur Kulturpflanze begann vor etwa 10 000 Jahren im Gebiet von Mesopotamien. Aufgrund der langen Zeit, in der sich die Gerste schon in Kultur befindet, hat sich nicht nur eine Fülle von verschiedenen Ähren- und Körnerformen, sondern auch von an unterschiedliche Klimata angepassten Typen herausbilden können. In Finnland bei 70 Grad nördlicher Breite braucht sie nur 48 Tage zu ihrer Entwicklung vom Aufgang bis zur Reife! Der Gerstenanbau im Himalaja reicht in Höhen von über 4000 m, während er am Toten Meer bei etwa 300 m unter dem Meeresspiegel betrieben wird. Die Gerste baut man in sommertrockenen Gebieten mit hohen Temperaturen an; sie gedeiht aber ebenso in Kalifornien bei künstlicher Bewässerung. Durch ihre Anpassungsfähigkeit ist die Gerste heute fast auf der ganzen Welt verbreitet. Sie bringt hohe Erträge, die in den gemäßigten Klimaten bei etwa 30 dt/ha liegen und nach den subtropischen Gebieten hin abfallen. In Indien erntet man etwa 9 dt/ha.

Die größte ökonomische Bedeutung hat die Gerste als Braugerste. Dazu werden in Mitteleuropa vorwiegend zweizeilige Sommergersten angebaut,

die sehr stärkereich und eiweißarm sind und sich
gut zur Herstellung von Malz eignen.

Weizen   Im engeren Verwandtschaftskreis der Gattung Weizen gibt es mehrjährige und einjährige
Arten. Von Letzteren leiten sich unsere Kultur-
weizen ab. Die Zahl der in Kultur befindlichen Arten und Formen ist sehr groß. Ein Grund dafür
liegt in dem schon sehr langen Anbau durch den
Menschen. So konnte Weizen bereits in Ausgra-
bungen aus dem 7. Jahrtausend v. Chr. nachgewie-
sen werden, wo er zusammen mit Gerste gefunden
wurde.

Der Winterweizen wird fast auf der ganzen Welt
angebaut und er stellt die am weitesten verbreitete
Kulturpflanze der Erde dar. Weizen erntet man
praktisch in jedem Monat eines Kalenderjahres in
irgendeinem Gebiet der Erde. Seine äußerste nördliche Anbaugrenze erreicht er in Europa bei etwa
68 Grad nördlicher Breite als Sommerweizen. Der
Anbauschwerpunkt liegt in der gemäßigten Zone,
wo besonders Winterweizen angebaut wird, dessen
nördliche Grenze durch Wintertemperaturen unter −22 °C gesetzt ist, die er meist nicht ohne Scha-
den überstehen kann, und in der subtropischen
Zone, wo er überwiegend als Sommerform angebaut wird. Aber auch in den Tropen kultiviert man
Weizen. In den Alpen kann der Anbau bis in
Höhen von 2000 m und im Himalaja bis 3400 m
erfolgen. Weizen wird fast ausschließlich als Brot-
getreide verwendet, aber er ist auch Grundlage für

das bekannte englische Bier (Ale). In Deutschland wird vor allem in Bayern aus Weizen Malz für die Bierbrauerei hergestellt.

Hopfen Diese bekannte Kletterpflanze findet man wild in den gemäßigten nördlichen Breiten, einschließlich England und Nordamerika, aber auch in ähnlichen Klimazonen südeuropäischer Gebirge. Der Hopfenanbau wurde durch die Römer kultiviert, doch erreichte er England nicht vor dem 16. Jahrhundert. Auf dem Kontinent ist er wesentlich früher bezeugt. Größtes Erzeugerland ist Deutschland (Holledau). Der Hopfen ist mit dem indischen Hanf verwandt, aus dem Haschisch gemacht wird. In der Hopfendolde steckt Lupulin, ein Rohstoff, der dem Bier zugleich Haltbarkeit und Aroma verleiht.

Die weiblichen Blüten sind kleine grüne, zapfenförmige Dolden. Sie enthalten Harze und aromatische Bitterstoffe (einige davon wirken übrigens narkotisch, was bei manchen Menschen nach Biergenuss zu Müdigkeit führen kann). Die Dolden werden im Spätsommer geerntet und über schwacher Hitze getrocknet; in dieser Form wird Hopfen von den Brauereien verwendet. Getrockneter Hopfen dient auch als Quelle für Bitterstoff, der sich durch Kochen leicht extrahieren lässt, vor allem zum Bierbrauen.

So lagern Sie Bier am besten

Bei der Lagerung von Bier ist Verschiedenes zu beachten. Grundsätzlich gilt, dass man Bier nicht zu lange im Haus haben sollte. Je nach Herstellungs- und Lagerungsbedingungen verliert es nach ein bis drei Monaten seine Frische – es altert und wird schließlich trüb. Gesundheitsschädlich wird es dadurch allerdings nicht!

Bier muss dunkel und kühl gelagert werden – aber nicht eiskalt. Bewahren Sie Flaschenbier also nicht im Tiefkühlfach auf und versuchen Sie auch nicht, warmes Bier so auf die vermeintlich richtige Temperatur zu bringen. Zu tiefe Temperaturen können beim Bier zur sogenannten Kältetrübung führen. Die ideale Lagertemperatur für Bier liegt zwischen 6 und 8 °C.

Flaschenbier liebt es dunkel. Daher sollte man es stets entsprechend lagern, im Keller oder abgedeckt in einem anderen Raum. Nicht von ungefähr sind Bierflaschen grün und braun gehalten. Sie schützen auf diese Weise das Bier vor dem Sonnenlicht. Unter der Sonneneinwirkung verändert sich der Geschmack des Bieres – und zwar nicht zu seinem Vorteil.

Kann Bier nicht kühl genug gelagert werden, sollte man es rechtzeitig vor dem Genuss in den

Kühlschrank legen. Die normale Kühlschranktemperatur entspricht in etwa der Trinktemperatur des Bieres.

Risiken des Biertrinkens

Das Hauptthema dieses Buches ist die Heilkraft des Bieres – in den nächsten drei Kapiteln werden Sie hierzu noch mal die unterschiedlichsten Fakten lesen. Gerade deshalb soll an dieser Stelle aber auch auf eventuelle Gesundheitsrisiken hingewiesen werden. Als alkoholhaltiges Getränk kann Bier eine starke psychische und, in noch größerem Ausmaß, eine körperliche Abhängigkeit hervorrufen, also süchtig machen bzw. zur Alkoholkrankheit führen. Da in bestimmten Regionen der Konsum von Bier und Wein auch in größeren Mengen gesellschaftlich anerkannt ist und so nicht als auffälliges Verhalten gilt, kann das Suchtverhalten von den Betroffenen und ihrem Umfeld eventuell später erkannt werden als bei anderen Substanzen.

Praktisch alle gängigen Biere enthalten aufgrund der verwendeten Getreidesorten das sogenannte Klebereiweiß Gluten und sind somit nicht zum Konsum durch Menschen mit einer Glutenunverträglichkeit (Zöliakie) geeignet. Durch die Auswahl von Getreidesorten, die kein Gluten enthalten, ist jedoch die Herstellung von glutenfreiem Bier möglich. Verwendet werden dafür beispielsweise Mais, Reis, Hirse, Buchweizen oder Sorghum. Entsprechende Biere sind von kleinen und zum Teil spezialisierten Brauereien erhältlich.

Bier: Ein ganz besonderer Saft

Es ist eigentlich erstaunlich, dass im Zusammenhang mit heilpflanzlichen Anwendungen fast nur von Kräutertees, Salben, Ölen und dergleichen die Rede ist, aber nur selten vom Bier. Eigentlich ein Paradox.

Denn wenn Sie sich einmal in aller Ruhe den Beipackzettel eines phytotherapeutischen Arzneimittels anschauen, beispielsweise eines Kamillepräparats, werden Sie dort den Begriff »ethanolischer Extrakt« finden. Was nichts anderes heißt, als dass dieses Produkt mithilfe von Alkohol gewonnen wurde. Ein Verfahren, das in der Herstellung pflanzlicher Präparate eine lange Tradition hat und immer noch unverzichtbar ist. Der Grund: Viele pflanzliche Wirkstoffe lassen sich nur schwer oder gar nicht in Wasser lösen. Hier kann dann der klassische Teeaufguss nur wenig ausrichten, es muss ein besseres Lösungsmittel her. Und eines dieser alternativen Lösungsmittel ist – neben den Ölen – nun einmal der Alkohol.

Beim Bier handelt es sich also letzten Endes um einen pflanzlichen Extrakt, der durch ein besonders aktives Lösungsmittel gewonnen wurde. Seine typischen Wirkstoffe, wie etwa das antioxidative, krebs- und entzündungshemmende Xanthohumol, werden in ihm besonders effektiv gelöst. Sie gelangen, wie

67

wissenschaftliche Studien belegen konnten, beim Biertrinken enorm schnell und nur unter geringsten Verlusten in den Blutkreislauf. Wobei dem Alkohol im Bier – im Unterschied zum Wein – noch ein weiterer natürlicher Verdauungshelfer unter die Arme greift: die Kohlensäure. Mit ihrem durchblutungssteigernden Effekt auf die Schleimhäute der Verdauungswege sorgt sie ebenfalls dafür, dass die pflanzlichen Substanzen von uns schneller und ergiebiger verwertet werden können.

Es gibt aber noch weitere Aspekte, die das Bier zu einem ganz besonderen Saft machen. So handelt es sich bei ihm nicht um einen »Mono-«, sondern um einen »Kombi-Extrakt«, in dem mehrere Pflanzen zum Einsatz kommen. Auch das unterscheidet wesentlich Bier vom Wein, der ja nur aus Trauben gewonnen wird.

Die Hauptwirkstoffe des Biers sind die Polyphenole, die vom Malz und vom Hopfen geliefert werden. Wissenschaftler des Deutschen Krebsforschungszentrums bescheinigen ihnen, in ihrer medizinischen Aktivität nicht nur überaus vielfältig, sondern auch bestens aufeinander abgestimmt zu sein. »Die Kombination der Polyphenole aus Hopfen und Malz scheint zu einer weiteren Verbesserung ihrer Effekte zu führen«, erklärt Studienleiterin Clarissa Gerhäuser. Oder anders ausgedrückt: Kombiniert man die Polyphenole beider Pflanzen miteinander, erhält man im Ergebnis mehr als nur ihre Summe. Man bekommt vielmehr eine neue Wirkungseinheit, die weit über das Addieren der Einzelwirkungen hinausgeht.

Was einerseits daran liegt, dass sich einige Phenole gegenseitig unterstützen; andererseits daran, dass kontraproduktive Stoffe der einen Pflanze durch Substanzen der anderen ausgeschaltet werden.

Bier bildet also eine phytotherapeutische Liaison der besonderen Art, die sich kein Apotheker besser hätte ausdenken können.

Darüber hinaus hat Bier aber auch etwas Probiotisches an sich. Unter Probiotika versteht man gemeinhin Nahrungsmittel mit milchsauren, mikrobiotischen Kulturen, die zu einer Verbesserung der Darmflora führen und dadurch diverse Effekte auf den Körper, vor allem aber auf das Immunsystem ausüben. Die klassischen Probiotika sind Joghurt und Kefir – und gerade anhand des letzten Beispiels merkt man bereits, dass Bier eigentlich gar nicht so weit entfernt davon sein kann.

Die mikrobiotischen Kulturen von Kefir und Bier bestehen nämlich beide aus Milchsäurebakterien und Hefezellen, die das Ausgangsprodukt – beim Kefir ist es Milch, beim Bier sind es Hopfen und Malz – in eine bittere, angenehm säuerliche Lösung mit hohem Anteil an B-Vitaminen und geringfügigem Anteil an Alkohol verwandeln. Darüber hinaus bringen die Mikrokulturen von Kefir und Bier ihre eigenen spezifischen Substanzen ein, wie etwa Milch- und Essigsäure. Und diesen Stoffen werden mittlerweile diverse Effekte nachgesagt. Der wichtigste: Sie schaffen für schädliche Darmkeime, wie etwa Durchfallbakterien, ein ungünstiges Milieu, sodass sie sich nicht mehr ungehemmt vermehren können. Nicht umsonst gilt Bier in der Volksmedizin als Hausmittel gegen Durchfall.

Zu guter Letzt: Bier ist, im wahrsten Sinne des Wortes, absolut sauber. Belastungen mit Schwermetallen und Pestiziden kommen praktisch nicht vor, pathogene Keime (Krankheitserreger) ebenfalls nicht. Und: »Höhere Zuckerkonzentrationen wie etwa häufig bei Wein oder alkoholfreien Getränken liegen ebenfalls nicht vor«, erklärt Prof. Werner Back von der Technischen Universität München. Das uralte Reinheitsgebot hat eben seine Vorteile: Man darf vom Nahrungsmittel Bier nicht nur ähnliche Wirkungen wie bei einem Heilmittel erwarten, sondern auch, dass es bei seiner Herstellung ähnlich sorgfältig zugeht wie in einer Apotheke.

So hilft Bier Ihrer Gesundheit

Schon der griechische Philosoph Aristoteles hielt Bier für ein gutes, leichtes, unschädliches Schlafmittel. Und der griechische Dichter Palladas erklärte: »Nicht ohne Grund habe ich gesagt, dass im Bier ein gewisses göttliches Getränk enthalten sei. Gestern habe ich einem, der am viertägigen Fieber krank war, solches gegeben, und er ward sofort gesund.«

Im Jahr 1775 schrieb der kursächsische Arzt Henckel in einem einschlägigen Werk: »An einem guten Biere ist mehr gelegen als an medizinischen Goldessenzen, Herzpulvern und derlei Siebensachen. Brauhäuser und Bierkeller sind die vornehmsten Apotheken.«

Von dem alten Reichskanzler Fürst Otto von Bismarck wird überliefert, dass er sich selbst ein Mittel gegen Aufregung und allzu hohen Blutdruck verordnete: »Wer zu seiner Zigarre ein Glas Bier trinkt, den kann man nicht so leicht in Rage bringen«, sagte er und handelte danach.

Ähnliches empfand Thomas Mann, der dem Papier anvertraute: »Ich Geringer trinke täglich zum Abendbrot ein Glas helles Bier und reagiere auf diese anderthalb Quart so stark, dass sie regelmäßig meine Verfassung dadurch verändern. Sie verschaffen mir Ruhe, Abspannung und Lehnstuhlbehagen …«

Bier beruhigt und ist gesund – natürlich in Maßen genossen. Bis zu 1 Liter pro Tag erklärt sogar die Welt-Gesundheitsorganisation (WHO) für okay. Bier versorgt Nerven und Blut mit B-Vitaminen, beruhigt mit Hopfen, regt die Nieren an, hilft beim Entgiften. Ein Pils ist auch ein idealer Aperitif: Hopfenbitterstoffe, Kohlensäure und Alkohol locken die Verdauungssäfte und kitzeln den Appetit.

Neben Vitaminen finden sich im Bier weitere wertvolle Inhaltsstoffe, die meist aus der Gerste kommen. Diesen Stoffen, vor allem Mineralstoffen, Salzen, Säuren, Spurenelementen usw., schreiben Ärzte und Physiologen günstige Einflüsse auf den menschlichen Organismus zu. So wird die sedative, also die beruhigende Wirkung des Bieres auf die Hopfenbitterstoffe zurückgeführt. Sein hoher Kaliumgehalt macht Bier bei bestimmten Krankheiten (immer in richtiger Dosierung) sogar empfehlenswert und die Glutaminsäure, von der in einem Liter Bier ca. 140 mg enthalten sind, hat sich als förderlich für den Hirnstoffwechsel erwiesen. Günstig für den gesamten Stoffwechsel wirkt sich Phosphorsäure aus, von der im Bier ca. 1 Gramm pro Liter zu finden ist.

Bereits die alten Ägypter wussten um die heilende Wirkung des Biers. Sie verwendeten es zum Beispiel zur Behandlung des Zahnfleisches, aber auch als Darmeinlauf. Ein naturwissenschaftlicher Hinweis über die positive Wirkung von Bier in der Geschichte stammt von dem Anthropologen George Armelagos von der Emory Universität in Atlanta (USA).Er meint, dass sich unter bestimmten Bedingungen gebrautes Bier positiv auf die Gesundheit der Bevölkerung auswirkte. In Skeletten aus Ägypten fanden Forscher Spuren von Tetrazyklin, einem auch heute noch verwendeten Breitbandantibiotikum. Armelagos entdeckte die Substanz in Skeletten aus Nubien und Jordanien. Seine Vermutung: Die Menschen nahmen es über ihr Bier auf, gut 1500 Jahre vor der »Wiederentdeckung« des Tetrazyklins in der modernen Medizin.

Die schimmelpilzartigen Bakterien, die das Antibiotikum produzieren, konnten während des Brauvorgangs ins Bier gelangen, als das Gebräu der Luft ausgesetzt war, um wilde Hefen aufzufangen. Im Gegensatz zu heute kultivierten Hefestämmen war man nämlich beim Brauen lange Zeit abhängig davon, dass frei lebende Hefepilze in die Bierwürze gelangten, um die Gärung durchzuführen.

Eine positive Auswirkung hätte das Antibiotikum im Bier aber nur in stark angereicherter Form gehabt – nicht die Menge des konsumierten Bieres sei ausschlaggebend gewesen, sondern die Menge des darin enthaltenen Antibiotikums. Und die, nimmt Armelagos an, habe je nach Region und Brauverfahren geschwankt. Die von ihm untersuchten nubischen Skelette etwa enthielten relativ viel Tetrazyklin. Das könnte zumindest zum Teil die geringe Infektionshäufigkeit bei diesen Menschen erklären. Ein stark antibiotikahaltiges Bier hätte demnach zur Verbesserung der allgemeinen Gesundheit beigetragen.

Geschätzt wurde das Bier auch bei den Griechen und Römern – weniger als Getränk, da zogen sie

Wein vor, sondern vor allem als Heilmittel. Hippokrates etwa empfahl den Gerstensaft bei Schlaflosigkeit, Fieber und zur Entwässerung.

Im Bier schlummern bislang ungeahnte gesundheitsfördernde Eigenschaften, denn es wirkt nahezu wie ein Medikament. Prof. Aloys Berg von der Universitätsklinik Freiburg schreibt zum Bier: »In Maßen hat es günstige Wirkungen auf Blutdruck, Blutzucker, Fettstoffwechsel und reduziert sogar das Auftreten von Herz-Kreislauf-Erkrankungen.«

Britische Forscher wiesen nach: Ein halber Liter Bier pro Tag verlängert die Lebenszeit um zwei Jahre. Das gilt im Übrigen auch für alkoholfreies Bier.

Forscher der Oregon State University fanden heraus: Einige Inhaltsstoffe im Hopfen verlangsamen das Wachstum von Brust- und Eierstockkrebs um die Hälfte. Die neu entdeckten Wirkstoffe schützen sogar sechsmal effektiver vor Zellschädigungen durch freie Radikale als bekannte Antioxidanzien in Zitrusfrüchten. Dies wird nach Meinung von Experten zur Entwicklung eines neuen Krebsmedikaments führen. Übrigens: Ein Bier zum Grillsteak legt hochwirksame Krebserreger lahm. Die kanzerogenen Brutzelstoffe, die beim Anbrennen von Fleisch oder Fisch entstehen, lösen nur halb so viele Zellschäden aus, wenn man den Schadstoffen Bier zufügt.

In Bayern wurde bereits ein erstes »medizinisches« Bier gebraut. In ihm wurden die Anteile des zentralen Hopfenbestandteils Xanthohumol erhöht. Die Bayerische Staatsbrauerei Weihenstephan verwendet für ihr »Xan-Bier« ein besonderes Brauverfahren.

Dadurch enthält es besonders viel Xanthohumol, 10- bis 30-mal mehr als gewöhnliches Bier. Herkömmliche Biere enthalten nur 0,1 Milligramm je Liter, da vor und während des Brauprozesses der Stoff ausgedünnt wird – spätestens bei der Filtration ist alles weg. Daher wurde der Weihenstephaner Brauprozess so angepasst, dass sich das Xanthohumol auf natürliche Weise im Bier anreichert.

Bier enthält 2000 Bioaktivstoffe, die unsere Zellen schützen, darunter hochwirksame Substanzen, die antibiotisch wirken, das Immunsystem aktivieren und gereizte Nerven beruhigen. Schon seit Jahrhunderten schwören Naturmediziner deshalb auf den Stresskiller Hopfen. Im Bier mischen sich seine Bitterstoffe mit zahlreichen B-Vitaminen zu einem Super-Beruhigungscocktail.

Bier bietet auch einen optimalen Magenschutz. Schon 1,5 Liter Bier pro Woche hemmen die Bildung von Helicobacter pylori – das ist ein Grund dafür, dass bei Biertrinkern weniger Magengeschwüre auftreten. Außerdem führt eine Senkung des Helicobacter-Befalls zu einem Anstieg der B-Vitamine im Körper. Der Grund: Die Anwesenheit von vielen Helicobacter-Bakterien wirkt sich negativ auf die Verfügbarkeit dieser Stoffe aus, vor allem die Folsäure-Verwertung leidet deutlich, wenn der Magen stark mit den Mikroorganismen belastet ist. Was konkret bedeutet, dass Bier uns nicht nur mit wichtigen B-Vitaminen versorgt, sondern auch ein Magenmilieu schafft, in dem die Vitamine besonders gut verwertet werden können. So etwas nennt man wirklich eine ganzheitliche Herangehensweise, um ein Nährstoff-problem zu lösen: nämlich nicht nur dem Körper mehr von diesen Substanzen zur Verfügung zu stellen, sondern auch dafür zu sorgen, dass er sie besser verarbeiten kann. Denn was nutzen uns die schönsten Vitalstoffe, wenn sie von unserem Organismus nicht genutzt werden können? Hauptverantwortlich für die positiven Effekte auf das Magenmilieu sind neben dem Alkohol vermutlich die Polyphenole des Biers.

Übrigens: Keine Angst vor dem legendären Bier-bauch! Neueste Studien beweisen nämlich, dass bei mäßigen Biertrinkern der Risikofaktor Übergewicht sogar geringer ist als bei Abstinenzlern. Denn: Bier regt den Stoffwechsel an. Und ein Glas Bier hat weniger Kalorien als die gleiche Menge Milch oder Apfel-saft.

Auch gegen Erkältungen hilft Bier. Dazu muss es allerdings warm getrunken werden. So lindert es den Schnupfen und sorgt für einen guten Schlaf, der ja bei Erkältungen besonders wichtig ist. Da warmes Bier nicht besonders wohlschmeckend ist, kann es noch reichlich gezuckert werden, das fördert auch die Blut-aufnahme. Zum Erhitzen einfach die Flasche in einen Kochtopf mit heißem Wasser stellen und erwärmen. Sie können das Bier auch in einen kleinen Topf gie-ßen und mit 4 Esslöffeln Honig erhitzen.

Interessant: In vergangenen Jahrhunderten wurde das Bier häufig warm getrunken. Alle Tavernen ver-fügten über große, offene Kamine. An diesen hingen Eisenstachel, die durch das Feuer stark erhitzt wurden. Die Stachel wurden dann in das Bier getaucht, was dazu führte, dass der im Bier verbleibende Zucker karamellisierte. Das sogenannte Stacheln gab dem Bier einen besonderen Geschmack.

Zur Förderung der Verdauung sollte man ein bis zwei Glas Bier zu den Mahlzeiten trinken. Bier ist natriumarm und eignet sich deshalb besonders für Nierenkranke (da es diuretisch wirkt). Bei Appetitmangel empfiehlt sich ein Glas Bier vor der Mahlzeit.

Es ist erwiesen, dass Bier diuretisch (harntreibend) wirkt. An dem Effekt sind eine Vielzahl bekannter und vielleicht noch unbekannter Faktoren beteiligt. Wegen seines Alkohol-, Kohlensäure- und Salzgehaltes wird die Bierflüssigkeit schneller resorbiert als klares, kaltes Wasser. Bier löscht schneller den Durst als Wasser. Die Ausscheidung der schnell resorbierten Flüssigkeit ist in erster Linie begünstigt durch den Bieralkohol. Er spielt insofern eine positive Rolle, als er die Herztätigkeit und damit auch die Nierenfunktion anregt. Alkohol ist ein für den Herzmuskel direkt verwertbarer Betriebsstoff; bei seinem Abbau im Körper entstehen Brenztraubensäure und Milchsäure, die ebenfalls vom Herzen vorzugsweise verwertet werden. Schließlich wirkt der Alkohol gefäßerweiternd – möglicherweise sind zusätzlich die Gärungsamylalkohole des Bieres wirksam –, erleichtert also durch die Verminderung des Widerstandes im Kreislaufsystem die Herzarbeit. Unterstützt wird die diuretische Wirkung des Bieres sicher auch dadurch, dass es praktisch kochsalzfrei ist. Es kommt im Verlaufe des Biertrinkens bzw. dessen Folgen zu einer Ausschwemmung von Natriumionen. Anteilsmäßig geht damit eine Gewebeentwässerung einher. So paradox es klingt: Das Biertrinken führt primär zur Gewichtsabnahme (zitiert nach Prof. Just, Mitglied des Instituts für Gärungsgewerbe und der Versuchs- und Lehrbrauerei in Berlin).

Der Entzug von Kochsalz bzw. seine möglichst sparsame Verwendung in der täglichen Kost hat sich seit Langem bei Nierenschäden bewährt. Zunehmend angewandt wird die kochsalzarme Diät bei Kreislaufstörungen, hohem Blutdruck und Übergewicht. Ein wesentliches Ziel dieser Kost liegt in der Entwässerung des Gewebes, die durch das Bier bewirkt wird. Amerikanische Ärzte erstrebten mit Erfolg einen doppelten Effekt, indem sie ein Drittel bis ein Viertel der täglich benötigten Kalorien in Form von Bier zuführten. Die mit den »Bierkalorien« eingesparten Kochsalzmengen konnten zum Würzen (Salzen) der übrigen Kost verwendet werden, ohne dass der erlaubte Kochsalzspiegel überschritten wurde. Für die Patienten bedeutet dies eine wesentliche Erleichterung.

Selbst für die zusätzliche Behandlung von Leber- und Gallenwegserkrankten mit Bier werden klinisch günstige Erfolge verzeichnet. Das berichtet Dr. med. K.O. Hermann, Chefarzt des Stadtkrankenhauses Lich (Hessen) und Leiter der serologischen Abteilung des Rudolf-Virchow-Krebsinstitutes.

Auch Sportler können von der positiven Wirkung des Bieres profitieren. Darüber berichten Prof. Ferruccio Antonelli und Dr. Sergio Romano vom Institut für Sportmedizin in Rom:

Zwanzig Amateursportler wurden einer Reihe von psychotechnischen Versuchen unterzogen, und zwar am Anfang und am Ende eines Monats, während dem sie einen Liter Bier pro Tag getrunken hatten, während andere Getränke, außer Wasser, ausgeschlossen waren. Ernährungsweise, sportliche Betätigung und Arbeitsweise wurden unverändert beibehalten.

Das Resultat sah folgendermaßen aus: Unter dem Einfluss von Bier vermindern sich Reaktions- und Ausführungszeit, die Zahl der richtigen Antworten im Reaktionstest erhöht sich; in drei Versuchen verringerte sich die Zahl der Fehler.

Inzwischen wurde sogar ein Anti-Aging-Bier entwickelt. Sole, Spirulina-Algen und das Flavonoid Querzitin als Pflanzenauszug aus Obst und Gemüse werden einem neuen Bier der Klosterbrauerei Neuzelle zugesetzt, um aus dem guten alten Gerstensaft ein Wellness-Getränk zu machen: das Antiaging-Bier.

Die Bundesregierung hält dieses Projekt offenbar für sinnvoll. Im Auftrag des Bundesministeriums für Wirtschaft unterstützt die Arbeitsgemeinschaft industrieller Forschungsvereinigungen »Otto von Guericke« (AiF) die Brauerei. Im Vergleich zu konventionellen Bieren seien das antioxidative Potenzial und die Radikalenfänger-Eigenschaften im Antiaging-Bier etwa zehnfach erhöht, so die AiF.

Wellnesshotels und Kurbäder haben das Bier bereits entdeckt. Das Hotel Esplanade Resort & Spa in Bad Saarow etwa bietet für männliche Wellness-Einsteiger eine Behandlung mit dem Titel »Unter uns Klosterbrüdern« an, wobei nach einem Bad in Schwarzbier das Antiaging-Bier zur inneren Anwendung gereicht wird.

Ein Bier gegen viele Krankheiten

Ein natürlicher Schutz für Herz und Kreislauf

Bier schützt auf vielfältige Weise vor Arteriosklerose und ihren Folgeerkrankungen, wie etwa Herzinfarkt und Schlaganfall. Durch seinen Alkohol erhöht sich die Zahl der chemischen Einheiten im Blut, die überschüssiges Cholesterin aus den Zellen und aus bereits vorhandenen Ablagerungen in den Blutgefäßen aufnehmen und entsorgen. Diese »Cholesterintransporter« werden als High-Density-Lipoproteine bezeichnet (HDL). Sie arbeiten quasi als Putzkolonne in den Arterien, bauen bereits vorhandene Ablagerungen ab und halten die Blutgefäße sauber. Je höher ihr Wert, desto geringer ist das Risiko für Verdickungen und Verhärtungen an den Innenwänden der Blutgefäße.

Ein Forscherteam um Professor Dr. Dietmar Fuchs von der Medizinischen Universität in Innsbruck konnte zudem in Tests mit menschlichem Blut nachweisen, dass Bier biochemische Prozesse unterbindet, in deren weiterem Verlauf sich sonst entzündliche Reaktionen entwickeln, wie sie typisch sind für Arteriosklerose. Die Wirkung sei, wie Prof. Fuchs betont, »vergleichbar mit entzündungshemmenden Effekten, wie sie bereits für Rotwein und grünen Tee gefunden wurden«.

Wie sich konkret ein maßvoller Bierkonsum auf die Infarktrate der Menschen auswirkt, belegt eine Studie aus dem traditionellen Biertrinkerland Tschechien, durchgeführt an Männern im Alter von 25 bis 64 Jahren. Hier zeigten das geringste Infarktrisiko jene Männer, die fast täglich Bier tranken und deren Gesamtverbrauch wöchentlich zwischen vier und neun Litern lag. Dieses Ergebnis änderte sich auch nicht, wenn man die Personen mit Herzkrankheiten, Schlaganfällen, Diabetes oder Krebs aus der Versuchsgruppe ausschloss.

Harvard-Professor Walter Willet behauptet sogar: »Nichttrinken ist ein Risikofaktor für Herzinfarkt.« Denn seiner Meinung nach halbieren Menschen, die täglich einen halben Liter Bier trinken, ihr Infarkt-Risiko.

Gib dem Krebs keine Chance

Dass der mäßige Konsum alkoholhaltiger Getränke vor Krebs schützt, diese These gibt es schon länger. Doch lange Zeit dachte man, dass dieser Effekt durch den Alkohol zustande kommt. Offenbar ein Irrtum! Denn aktuelle Studien zeigen, dass es vielmehr die in den alkoholischen Getränken gelösten sekundären Pflanzenstoffe sind, die für den Effekt verantwortlich sind.

Alkoholische Getränke mit hohem Anteil an diesen Stoffen besitzen dadurch ein besonders hohes Krebsschutzpotenzial. Dazu zählen vor allem Rotwein und Bier. Sie enthalten beide große Mengen an Polyphenolen, die mittlerweile als Speerspitze im Kampf gegen den Krebs eingeschätzt werden. Der Grund: Sie arbeiten als Radikalenfänger, »fischen« also aggressive Substanzen, die sogenannten »freien Radikale«, aus dem Körper. Ein anderer Begriff dafür lautet: Sie arbeiten als »Antioxidanzien«, womit auch gleich zum Ausdruck kommt, dass es hier darum geht, den »Rostfraß« schädlicher Oxidationen im Körper zu verhindern.

Noch in der jüngeren Vergangenheit war es üblich, dem Rotwein die größte Chance als Radikalenfänger einzuräumen, weil er die größten Mengen an Polyphenolen enthält. Mittlerweile weiß man es besser. Mehrere Studien belegen, dass Bier in dieser Hinsicht mindestens genauso ergiebig ist. Im Unterschied zum Wein hat es sogar den Vorteil, dass es aus zwei unterschiedlichen Pflanzen gewonnen wird. Das Deutsche Krebsforschungszentrum bescheinigt daher seinen Polyphenolen eine ungewöhnlich breit angelegte Vielfalt, deren Einzelteile sich darüber hinaus optimal ergänzen. Oder anders ausgedrückt: Wein ist in Bezug auf die krebshemmenden Polyphenole als »Wirkstoffbombe« einzuschätzen – das Bier hingegen ist ein »Wirkstoffcocktail«, den kein Labor dieser Welt besser bauen könnte.

Das Haupt-Polyphenol des Biers, das Xanthohumol, gilt zudem als chemisch besonders aktiv und reaktionsfreudig, darüber hinaus hemmt es bestimmte Proteine, die ein bereits entwickelter Tumor für sein weiteres Wachstum benötigt.

Wie wirksam Xanthohumol die Krebsentstehung in allen Phasen ihrer Entwicklung bekämpft, belegt eine Studie des amerikanischen Forschers Cristobal Miranda von der Oregon State University. Denn in deren Labors schaffte es der Bier-Hauptwirkstoff, das Wachstum menschlicher Brust-, Eierstock- und Dickdarmkrebszellen innerhalb von vier Tagen zum Stillstand zu bringen.

Fazit: Xanthohumol wirkt ähnlich wie die Catechine des grünen Tees, von denen ja schon länger bekannt ist, dass sie die Entstehung und das Wachstum von Krebstumoren hemmen. Im Unterschied zu Teesubstanzen muss der Hopfenwirkstoff jedoch in Alkohol gelöst werden, weil er sich im Wasser chemisch nicht zu entfalten weiß. Doch das ist ja beim traditionellen Bier kein Problem. In alkoholfreien Sorten bleibt hingegen das Xanthohumol ziemlich träge, sein antioxidativer und tumorhemmender Effekt fällt – im wahrsten Sinne des Wortes – einfach nur ins Wasser.

Die optimale Krebsvorbeuge-Dosis liegt bei einer (Frauen) bis zwei (Männer) Flaschen pro Tag. Geht es deutlich darüber hinaus, wird Bier sogar zum Krebsrisiko. Doch das ist ja bei den übrigen alkoholischen Getränken nicht anders.

Anregend für den Geist

Bier genießt fälschlicherweise den Ruf, den Menschen müde und träge zu machen. Dabei ist genau das Gegenteil der Fall. Der Grazer Neurologe Prof. Manfred Walzl ermittelte per Pupillometrie – dabei wird der Durchmesser der Pupille gemessen –, dass nach Biergenuss die Probanden nicht etwa müde wurden, sondern wacher als vorher. Entscheidend ist allerdings auch hier wieder die Dosis. Denn wer mehr als einen Liter Bier trinkt, setzt seinen Körper unter verstärkten Alkoholeinfluss – und dann wird er tatsächlich müde.

Die Mär vom »Bier macht müde« hängt möglicherweise auch damit zusammen, dass wir dazu neigen, Entspannung mit Schläfrigkeit zu verwechseln. Und als Entspannungsdrink wirkt Bier in der Tat. Denn mittlerweile ist wissenschaftlich belegt, dass unser traditionelles Bier am Feierabend den Stress aus dem Alltag zaubert. Wissenschaftler der Universität Montreal wollten wissen: Gibt es einen Zusammenhang zwischen beruflicher Beanspruchung, Alkoholgenuss und seelischem Wohlbefinden? Dazu befragten sie berufstätige Frauen und Männer im durchschnittlichen Alter von 37 Jahren nach ihrer persönlichen Arbeitsbelastung sowie nach Stresssymptomen und Trinkgewohnheiten. Das Ergebnis: Menschen mit moderatem Alkoholkonsum litten am wenigsten unter ihrer beruflichen Belastung, ihr Stress-Level fiel um etwa 25 Prozent niedriger aus als der von Abstinenzlern. Bleibt fairerweise noch festzuhalten, dass die Mehrheit der Befragten zwar in erster Linie ihren Alkohol in Form von Bier konsumierte, dass für Wein aber ähnliche Entspannungseffekte gefunden wurden.

Ein Wissenschaftlerteam aus Boston (USA) ging der Frage nach, ob Alkohol die Hirnleistung älterer Frauen beeinflusst. Sie nutzen dazu die Daten der bekannten »Nurses Health Study«, einer amerikanischen Krankenschwesternstudie mit mehr als 120 000 Teilnehmerinnen. Die Forscher wählten daraus gesunde Frauen zwischen 70 und 81 Jahren, die sich verschiedenen Gedächtnistests unterziehen mussten. So sollten sie zum Beispiel eine Minute lang Tiere aufzählen und sich an Zahlenkolonnen erinnern. Zwei Jahre später wurden die Tests wiederholt und die Ergebnisse miteinander verglichen.

Die Erkenntnisse der Studie sind eindeutig: Wer regelmäßig ein Gläschen Alkohol trank, zeigte die besten Gedächtniswerte. Und die allerbesten Werte hatten diejenigen, die täglich ein bis zwei Gläser Bier konsumierten: Ihre Gedächtnisleistungen waren um bis zu 23 Prozent besser als die der Abstinenzlerinnen.

Schutz für Nerven und Gehirn

Parkinson – spätestens seit den anrührenden Auftritten der Boxlegende Muhammad Ali hat die Parkinsonkrankheit für die meisten von uns ein Gesicht. Trotz intensiver Forschung ist jedoch noch nicht geklärt, wie man sich vor dem berüchtigten Nervenleiden schützen kann.

Eine chancenreiche Fährte fanden jedoch Wissenschaftler der Harvard School for Public Health in Bos-

ton. Für ihre Studie werteten sie die Daten zweier großer amerikanischer Kohortenstudien aus. Die »Nurses Health Study« und die »Health Professionals Fol-
low-up Study«, in denen mehr als 170 000 Frauen und
Männer regelmäßig zu ihrem Gesundheitszustand
und ihrer Lebensführung befragt worden waren. Als
Ergebnis zeigte sich: Wer maßvoll Bier trinkt, hat ein
um 30 Prozent niedrigeres Risiko für Parkinson als
jemand, der nie Bier trinkt. Auch beim Trinken von
alkoholfreiem Bier verringerte sich das Parkinson-
Risiko, bei Wein- und Spirituosentrinkern dagegen
nicht. Das Resümee der Autoren lautet daher: Der
Alkohol spielt bei diesem Effekt keine Rolle. Es sind
offenbar die spezifischen Wirkstoffe des Biers, die sich
günstig auf Gehirn und Nerven auswirken.

Balsam für die Haut

Schon Cleopatra schätzte die Balsameffekte von Bier
für die Haut. Es ist bekannt, dass sie regelmäßig in
Eselsmilch badete, später jedoch stieg sie, als sich immer mehr Alterserscheinungen auf ihrem Teint zeigten, aufs Bierbad um. Wissenschaftlich erwiesen ist:
Der hohe Anteil an B-Vitaminen im Bier ist gut für
die Haut, sie regen den Stoffwechsel an. Bier macht
die Haut glatt und geschmeidig. Fürs Haar ist Bier
ebenfalls gut, es sorgt für Fülle und Glanz. Die kosmetische Industrie weiß dies schon länger, Biersham-
poos und -spülungen gehören schon seit Jahren zu
ihrem Angebot.

Ein Segen für die Verdauungsorgane

Menschen, die mäßig Bier trinken, haben weniger Probleme mit Nieren und Galle. Der Grund: Bier enthält wenig Kalzium, dafür aber viel Magnesium, was als wirkungsvolle Vorbeugung gegen Gallen- und Nierensteine gilt.

Eine Wissenschaftlergruppe des Nationalen Gesundheitsinstituts in Helsinki untersuchte fünf Jahre lang 27 000 Finnen im Alter zwischen 50 und 69 Jahren. Zu Beginn litt niemand der Testpersonen an Nierensteinen, später jedoch entwickelten etwa 300 von ihnen diese überaus schmerzhafte Nierenerkrankung. Unter ihnen waren jedoch extrem wenig Biertrinker. Die Wissenschaftler kamen zu dem Schluss: Eine Flasche Bier täglich reduziert das Nierensteinrisiko um 40 Prozent. Kein Wunder, dass in Polen und Tschechien Bier als anerkanntes Heilmittel gegen Nierensteine gilt und sich die Krankenkassen sogar an den entsprechenden Kosten für die Bierverpflegung beteiligen.

Keine Chance für Schnupfenviren

Gerade zur kalten Jahreszeit werden wir immer wieder von grippalen Infekten heimgesucht. Was nicht nur ärgerlich ist, sondern auch teuer. Denn die Erkältung sorgt allein in Deutschland für über 40 Millionen Arbeitsausfalltage pro Jahr. Bier kann hier durchaus eine ernsthafte Hilfe sein. »Gerade

das Trinken von heißem Bier ist eine alte Volks-
weisheit, die durchaus ihre medizinische Berechti-
gung hat«, erklärt Prof. Hans Hoffmeister von der
Freien Universität Berlin. »Denn der warme Gerstensaft fördert die periphere Durchblutung und
das wirkt sich bei einem Infekt günstig aus.« Der
Atem wird freier, die Gliederschmerzen lassen nach
und das Immunsystem wird gestärkt. Am besten
wirkt das Anti-Schnupfen-Bier, wenn man sich
nach seinem Genuss in warme Decken hüllt und die
Erkältung dann richtig ausschwitzt. Wichtig: Das
Bier darf beim Zubereiten nicht gekocht werden,
da sonst der an der Heilwirkung beteiligte Alkohol entweicht. Heißer als 78 Grad sollte es nicht werden.

Aufgrund seiner immunkräftigenden Eigenschaft
wirkt Bier nicht nur therapeutisch, sondern auch
vorbeugend gegen Schnupfen. Amerikanische und
englische Forscher untersuchten 1993 die Zusam-
menhänge zwischen Alkoholkonsum und Erkältungen in einer groß angelegten Studie an fast 400 Männern und Frauen, die künstlich mit Erkältungsviren
infiziert wurden. Das Verblüffende: Den Teilneh-
mern, die regelmäßig Bier tranken, ging es am besten.
Sie entwickelten deutlich seltener Erkältungssymp-
tome.

Für starke Knochen

Bier enthält große Mengen des Minerals Silizium, das die Knochensubstanz aufbaut und vor dem Zerfall schützt. Es stammt aus der Gerste, sodass alkoholhaltige und alkoholfreie Biere in gleichem Maße für hohe Siliziumwerte sorgen. Sie enthalten etwa doppelt so viel Silizium wie die Banane und viermal so viel wie Getreideflocken.

In wissenschaftlichen Untersuchungen wurde festgestellt, dass Männer mit der Nahrung etwa ein Drittel mehr Silizium zu sich nehmen als Frauen. Und: Sie leiden weniger an Knochenschwund. Beides könnte daran liegen, dass sie mehr Bier trinken als Frauen.

Neben Silizium wirken auch die aus dem Hopfen stammenden Bier-Inhaltsstoffe Xanthohumol und Humolon vorbeugend gegen Osteoporose. Der Grund: Die Substanzen zählen zu den sogenannten Phytoöstrogenen, das heißt, sie wirken ähnlich wie das menschliche Hormon Östrogen, dessen stabilisierende Kraft auf den Knochen ja schon länger bekannt ist. Japanische Pharmazeuten untersuchten bereits 1997, ob der zum Bierbrauen übliche Hopfenextrakt in der Lage ist, die Knochen zu schützen. Sie versetzten Dentin (Zahnbein) mit Hopfenextrakt und Mäuseknochenzellen und zählten die ins Dentin »gefressenen« Löcher. Es zeigte sich: Die beiden Hopfeninhaltsstoffe Xanthohumol und Humolon stoppten den Knochenabbau bereits in starker Verdünnung.

Nahrungsergänzung für stillende und schwangere Frauen

Frauen in der Schwangerschaft und der Stillzeit haben bekanntlich einen beträchtlich erhöhten Folsäurebedarf. So kann ein Folsäuremangel in der Schwangerschaft ein Grund für Frühgeburten und Missbildungen sein. Mit Bier kann man diesem Defizit jedoch wirkungsvoll vorbeugen. Denn es zählt, auch in seinen alkoholfreien Varianten, zu den ergiebigsten Quellen an Folsäure überhaupt. Bereits ein Liter des Gerstensafts versorgt uns mit mehr als einem Drittel des Tagesbedarfs des wichtigen B-Vitamins. Alkoholfreie Biere können dadurch eine hilfreiche Nahrungsergänzung für schwangere und stillende Frauen mit erhöhtem Folsäurebedarf sein.

Schwangere profitieren aber auch noch in anderer Hinsicht von regelmäßigem Bierkonsum. Kinderärztin Prof. Dr. Renate Bergmann von der Berliner Charité beschäftigt sich schon länger mit Alkohol während der Stillzeit und sie hat zu dem Thema auch schon diverse Studien veröffentlicht. Ihr Resümee: Bier stimuliert die Ausschüttung an Prolactin, einem Hormon, das die Milchproduktion in Gang setzt. Hauptverantwortlich für diesen Effekt sind Zuckerverbindungen aus der Gerste, die auch in alkoholfreiem Bier enthalten sind. Prof. Bergmann kann daher Frauen mit »Ergiebigkeitsproblemen« beim Stillen nur empfehlen, »es mit alkoholfreiem Bier zu versuchen«.

Stillende Mütter müssen sogar, wie neuere Untersuchungen ergeben haben, nicht unbedingt auf den Alkohol im Bier verzichten. Tatsächlich gelangt nämlich der Alkohol, in täglichen Dosen von 50 Gramm verabreicht, nicht in die Milch. Der Körper ergreift also von sich aus Schutzmaßnahmen, um den Säugling vor Alkohol zu schützen. Zwei bis drei Gläser Bier pro Tag stellen kein Risiko fürs Stillen dar.

Bier in der Küche

Theophrastus Bombastus von Hohenheim, der uns unter dem Namen Paracelsus geläufiger ist, sagte bereits: »Lasst unsere Nahrungsmittel Heilmittel und unsere Heilmittel Nahrungsmittel sein!« Sie konnten den großen gesundheitlichen Wert von Bier bereits aus den vorherigen Kapiteln ersehen – also sollten Sie es auch einmal in der Küche verwenden – mit einem der folgenden leckeren Rezepte! Wenn nicht anders angegeben, sind die Rezepte für 4 Personen gedacht.

Getränke

Warmbier

Zutaten:
1 Flasche Malzbier
1 Stückchen Zimt oder Vanilleschote
Zucker (nach Geschmack)
250 ml Schlagsahne
3 Eigelb
$^1/_2$ TL Kartoffelmehl

Zubereitung: Das Bier mit Gewürz und Zucker heiß werden lassen, aber nicht kochen. Die Sahne für sich erhitzen. Die Eigelbe und das Kartoffelmehl mit etwas kaltem Wasser anrühren. Sahne und Bier damit mischen und vorsichtig heiß werden lassen, damit das Eigelb nicht gerinnt.

Bierpunsch

Zutaten:
3 Eier
4 EL Puderzucker
Abgeriebene Schale von $1/2$ Zitrone
1 l helles Bier
etwas Muskatnuss

Zubereitung: Das Eiweiß vom Eigelb trennen und zu steifem Schnee schlagen. Den Puderzucker zuletzt kurz unterrühren und das Eigelb zufügen. Das Bier mit der Zitronenschale erhitzen und kurz vor dem Kochen unter den Eischnee rühren, gut verschlagen, in angewärmte Gläser füllen, mit etwas Muskatnuss bestäuben.

Sächsischer Stärkungstrunk

Zutaten:
750 ml Milch
1 TL Speisestärke
2 Eigelb
$1/2$ l dunkles Bier
1 Stückchen unbehandelte Zitronenschale
1 Msp. Zimt
2 El Zucker

94

Zubereitung: Von der Milch 6 EL abnehmen, mit der Speisestärke und den Eigelben verrühren. Die restliche Milch aufkochen. Gleichzeitig das Bier mit Zitronenschale, Zimt und Zucker erhitzen. Das Stärke-Eigelb-Gemisch mit einem Schneebesen in die kochende Milch rühren. Einmal aufkochen und von der Kochplatte ziehen. Das heiße Bier hineinquirlen und das Getränk heiß servieren.

Dunkle Bier-Bowle für die Sommerparty

Zutaten (für 12 Gläser):

600 g Sauerkirschen
1 unbehandelte Zitrone
4–5 Spritzer Angostura
60 ml Maraschino- oder Kirsch-Sirup
250 ml roter Portwein
2 Flaschen dunkles Bier à $^1\!/_2$ l
1 Flasche trockener Sekt ($^3\!/_4$ l)

Zubereitung: Kirschen abspülen, entstielen und in ein großes Bowlengefäß geben. Zitrone heiß abspülen und kräftig trockenreiben. Schale spiralförmig abschälen und zu den Kirschen geben.
Zitronensaft, Angostura, Sirup und Portwein vorsichtig mit den Kirschen vermischen und zugedeckt für 1 bis 2 Stunden kalt stellen.
Vor dem Servieren mit gut gekühltem Bier und Sekt auffüllen.

Berliner Weiße

Zutaten:
2 EL Waldmeister- oder Himbeersirup
1 TL Zitronensaft
1 Flasche Weißbier (gut gekühlt)

Zubereitung: Den Sirup in ein Weiße-Glas geben, den Zitronensaft zufügen. Mit dem Weißbier aufgießen. Das schäumende Getränk sofort mit einem Strohhalm servieren.

Heißer Bierlikör nach Hildegard von Bingen

Zutaten:
2 l Malzbier
1 kg brauner Zucker
2 Zimtstangen
1 Stückchen Galgantwurzel
Zitronenschale (optional)
1 $^1/_4$ l 75%iger Alkohol

Zubereitung: Das Bier in einem großen Topf langsam zum Kochen bringen, den Zucker dazurühren und zusammen mit den Zimtstangen, dem Galgantstückchen und eventuell etwas Zitronenschale 20 Minuten köcheln lassen. Den Topf von der Kochstelle nehmen, das Gebräu abkühlen lassen und mit dem Alkohol verrühren. Das Ganze durch ein Tuch (oder durch Kaffeefilterpapier) in Flaschen abseihen. Mindestens 2 Monate stehen lassen. Den Bierlikör vor dem Trinken leicht erhitzen.

Bierlikör aus Bockbier

Zutaten:
2 l Weizen-Bockbier
1 kg Zucker
2 Vanillestangen
1 $\frac{1}{4}$ l klarer Schnaps

Zubereitung: Das Bockbier mit dem Zucker eine Viertelstunde gemeinsam mit den Vanillestangen köcheln lassen. Das Ganze abkühlen, dann den Schnaps dazugießen, gut durchrühren und durch ein Tuch in einen großen Topf gießen. Wenn alles erkaltet ist, in Flaschen abfüllen.

Suppen

Bierkaltschale 1

Diese schmackhafte Kaltschale wird ohne Kochen hergestellt.

Zutaten:
1 Flasche Malzbier
Zucker nach Geschmack
Etwas abgeriebene Zitronenschale
Saft von 2 Zitronen
1 Tasse Sultaninen
Schwarzbrot (optional)

Zubereitung: Das Bier nach Geschmack süßen, etwas abgeriebene Zitronenschale und den Zitronensaft hinzufügen, zum Schluss die gewaschenen Sultaninen. Kalt stellen. Nach Belieben etwas Schwarzbrot fein reiben und über die Suppe streuen.

Bierkaltschale 2

Zutaten:
$1/2$ l helles oder dunkles Bier
$1/2$ l Milch
Zucker
Unbehandelte Zitronenschale
Stangenzimt
2 Nelken
35 g Speisestärke
4 EL süße Sahne
1 Eigelb
Weinbrand (optional)

Zubereitung: Bier und Milch mit den Gewürzen aufkochen, die kalt angerührte Speisestärke hineinrühren, nochmals aufkochen, vom Herd nehmen. Sahne und Eigelb miteinander verquirlen, in die Suppe rühren, mit Zucker abschmecken, nach Belieben mit etwas Weinbrand verfeinern, Zimt und Nelken herausnehmen. Gut gekühlt servieren.

Altdeutsche Biersuppe

Zutaten:

$^1/_2$ l Milch

250 ml süße Sahne

$^1/_2$ l Pils

1 kräftige Prise Salz

4–5 EL Zucker

100 g Rosinen

1 EL Stärkemehl

3 Eigelb

1 TL gemahlener Zimt

Zucker (optional)

Zubereitung: Alle flüssigen Zutaten vermischen. Einige EL davon abnehmen, den Rest in einen großen Topf geben. Dort zusammen mit Salz, Zucker und den gewaschenen Rosinen bei mäßiger Hitze zum Kochen bringen. Währenddessen die abgetrennte Flüssigkeitsmenge mit dem Stärkemehl verrühren, dieses dann in die kochende Suppe quirlen. Danach die Suppe noch einmal aufkochen. Dann die Suppe vom Herd nehmen, mit den verquirlten Eigelben legieren, mit Zimt und eventuell mit etwas Zucker abschmecken.

Biersuppe

Zutaten:
2 Päckchen Soßenpulver Vanille-Geschmack
100 g Zucker
3 EL kalte Milch oder Wasser zum Anrühren
$1/_2$ l Milch, etwas Zimt
$1/_2$ l helles Bier
etwas Zitronensaft
1 Eigelb
1 EL kaltes Wasser zum Verquirlen
1 Eiweiß
2 TL Zucker

Zubereitung: Das Soßenpulver und 75 g Zucker mit der Flüssigkeit anrühren. Die Milch mit dem Zimt auf großer Flamme erhitzen, das angerührte Soßenpulver langsam in der von der Flamme genommenen Milch verrühren und einmal kurz aufkochen lassen. Das Bier hinzugießen, mit Zitronensaft und dem restlichen Zucker abschmecken und auf großer Flamme bis kurz vor dem Kochen erhitzen (nicht kochen lassen!). Das Eigelb verquirlen. Die Suppe mit dem verquirlten Eigelb abziehen. Das Eiweiß zu steifem Schnee schlagen und mit dem Zucker süßen. Vom Eischnee kleine Klößchen abstechen und auf die heiße Suppe setzen. Den Topf mit einem Deckel verschließen und die Klößchen in etwa 5 Minuten fest werden lassen.
Soll die Suppe als Kaltschale gereicht werden, die Klößchen auf heißem Wasser fest werden lassen.

Laugenbiersuppe

Zutaten:

2 Zwiebeln
1 EL Butter
1 Laugenbrötchen
1 Milchbrötchen
$1/2$ l Fleischbrühe
$1/2$ l dunkles Bier
Fett
Salz und Pfeffer
Schnittlauch

Zubereitung:
Eine Zwiebel in Würfel schneiden und in der Butter glasig werden lassen. Die geriebenen Brötchen anrösten, mit der Fleischbrühe ablöschen. Bier zugeben und zugedeckt 10 Minuten köcheln lassen. Die zweite Zwiebel in Ringe schneiden und in Butter braun braten. Zwiebelringe über die Suppe geben, salzen und pfeffern und mit Schnittlauch servieren.

Russische Biersuppe

Zutaten:

$3/4$ l helles Bier
100 g Zucker
4 Eigelb
6 EL saure Sahne
Salz, Pfeffer, Zimt

Zubereitung: Vom Bier 3 El abnehmen. Das restliche Bier mit Zucker erhitzen und rühren, bis der Zucker zergangen ist. Vom Feuer nehmen. Eigelb mit Sahne glatt rühren, 3 EL heißes Bier dazurühren, alles mit dem heißen Bier-Zucker-Gemisch vermengen. Mit Salz, Pfeffer und Zimt würzen. Nochmals heiß werden lassen, ohne aufzukochen, und mit Toast anrichten.

Rote-Bete-Suppe mit Bier

Zutaten:

250 g Kartoffeln
Salz
1 Glas Rote Bete, pikant eingelegt (Abtropfgewicht 350 g)
Zucker
Je 1 Prise gemahlener Kümmel und Koriander
Etwas Zitronensaft
$1/_8$ l gekühltes Altbier oder Weißbier
1 Bund Dill

Zubereitung: Kartoffeln waschen, schälen, grob zerteilen und in $1/_2$ l Wasser mit 1 Prise Salz weich kochen.

Inzwischen die Roten Bete in ein Sieb geben, dabei die Würzflüssigkeit auffangen und mit Wasser auf einen Viertelliter auffüllen. Ein Drittel der Roten Bete, die Würzflüssigkeit und die noch warmen Kartoffeln samt Kochwasser in einem Mixer fein pürieren. Mit Salz, Zucker, Kümmel, Koriander und nach Belieben mit Zitronensaft pikant abschmecken. Restliche Rote Bete fein hacken und zugeben.

Die Suppe in eine Schüssel gießen, kurz kalt stellen und vor dem Servieren das gekühlte Bier mit dem Schneebesen darunterschlagen. Dill abbrausen, hacken und über die Suppe streuen.

Bier-Pilz-Suppe mit Blätterteighaube überbacken

Zutaten:
250 g frische Champignons
2 Zwiebeln
100 g durchwachsener Speck
10 g Butter
$^1/_2$ l Pils
5 Stängel Petersilie
200 g Crème fraîche
Salz und Pfeffer
1 Eigelb
4 Scheiben (250 g) TK-Blätterteig

Zubereitung: Die Pilze sorgfältig putzen und klein würfeln. Die Zwiebeln und den Speck ebenfalls würfeln. Zunächst den Speck in der Butter anbraten, dann die Zwiebeln und die Pilze zugeben und bei starker Hitze kurz anbraten, aber nicht zu braun werden lassen. Mit dem Bier ablöschen. Die Petersilie fein hacken und zugeben. Dann die Crème fraîche unterrühren, mit Salz und Pfeffer abschmecken und noch 5 Minuten köcheln lassen. In 4 ofenfeste Suppentassen füllen und den Rand der Tassen mit Eigelb bepinseln. Den aufgetauten Blätterteig ausrollen und 4 Kreise ausstechen, die im Durchmesser etwas grö-

ßer als die Suppentassen sein sollten. Diese Teigde-
ckel auf die Suppentassen legen und am Rand gut
festdrücken. Mit Eigelb bepinseln und im vorgeheizten Backofen bei 200 °C ca. 20 Minuten backen, bis
die Blätterteighaube schön aufgegangen und goldbraun ist.

Bier-Zwiebelsuppe

Zutaten:
2 EL Speiseöl
500 g Zwiebeln
1 Stange Porree
1 EL Tomatenmark
$1/2$ l Fleischbrühe
$1/2$ l helles Bier
1 TL Majoran
1 TL Kümmel
1 TL Salz
1 altes Brötchen
4 EL geriebener Käse

Zubereitung: Das Öl erhitzen. Die in Scheiben geschnittenen Zwiebeln darin goldgelb dünsten. Den in
Scheiben geschnittenen Porree hinzufügen, durch-
dünsten lassen, das Tomatenmark unterrühren, mit
der Fleischbrühe und dem Bier auffüllen. Die Gewürze hinzufügen, etwa 20 Minuten bei schwacher Hitze
kochen lassen. Die Suppe in Suppentassen füllen. Das
Brötchen in dünne Scheiben schneiden, je eine Scheibe auf jede Suppenportion legen, mit dem geriebe-

nen Käse bestreuen. Im vorgeheizten Backofen überbacken.

Vegetarisch

Bierkartoffeln

Zutaten:
750 g Pellkartoffeln
$^{1}/_{4}$ l Malzbier
$^{1}/_{4}$ l Brühe
40 g Kochpfefferkuchen
1 EL Zucker, 1 Zwiebel
4 Nelken, $^{1}/_{2}$ Lorbeerblatt
etwas Essig oder Zitronensaft
1 TL Kartoffelmehl

Zubereitung: Die Pellkartoffeln nicht zu weich kochen, abpellen und in dicke Scheiben schneiden. Die übrigen Zutaten zusammen aufkochen, etwa 15 Minuten leise ziehen lassen, Brühe durch ein Sieb gießen, aufkochen, mit dem Kartoffelmehl andicken und kräftig süßsauer abschmecken. Kartoffelscheiben hineingeben und auf kleinem Feuer noch etwa 15 Minuten dünsten lassen. Diese Bierkartoffeln nach einem alten ostpreußischen Gutsrezept schmecken ausgezeichnet zu Rindfleisch.

Bierkartoffelgratin

Zutaten:
2 kg Kartoffeln
150 g gewürfelter Bauchspeck
150 g gewürfelte Zwiebeln
300 ml Weißbier
400 ml Sahne
4 Eier
150 g fein geschnittener Porree
etwas Knoblauch
Salz, Pfeffer
Muskat
Kümmel
Butterflocken
Semmelbrösel

Zubereitung: Die geschälten Kartoffeln in Scheiben schneiden. In einer Pfanne die Speckwürfel anbraten, die Zwiebeln dazugeben und mitschmoren, bis sie schön glasig sind. Das Bier, die Sahne und die Eier miteinander verrühren. Die glasierte Speck-Zwiebel-Fülle zu den Kartoffelscheiben in eine große Schüssel geben, den Lauch, den klein geschnittenen Knoblauch und die Eiermasse dazugeben, würzen und gut vermengen. Das Ganze in eine gebutterte Gratin-Form geben und mit Semmelbröseln bestreuen. Die Butterflocken gleichmäßig darauf verteilen und im Ofen bei 165 °C etwa 1 Stunde backen.

Ausgebackene rote Bete mit Meerrettichsoße

Zutaten:

Für den Bierteig:
20 g Butter oder Margarine
100 g Mehl
1 Ei
100 ml helles Bier
Salz und Pfeffer

Für die Meerrettichsoße:
200 g fettarmer Meerrettich-Frischkäse
4 EL Gemüsefond oder Brühe
Eventuell 2 EL Noilly Prat (Wermut)
1 Stück frischer Meerrettich (etwa 5 cm)

Zubereitung:

Für den Bierteig:
Das Fett schmelzen und etwas abkühlen lassen.
Gesiebtes Mehl, Eigelb, Bier und Fett verquirlen. Salzen und pfeffern. 30 Minuten ruhen lassen.
Eiweiß steif schlagen und unter die Bier-Mehl-Masse heben.

Für die Meerrettichsoße:
Frischkäse, Fond und eventuell Wermut verrühren und erwärmen. Meerrettich schälen.

Zutaten ausgebackene Rote Bete
1 Glas Rote-Bete-Kugeln
Frittieröl

Zubereitung: Rote Bete in ein Sieb gießen und gut abtropfen lassen.

Ausreichend Frittieröl in einem Topf erhitzen (es hat die richtige Temperatur, wenn sich an einem eingetauchten Holzlöffelstiel kleine Bläschen bilden).

Rote-Bete-Kugeln mit einer Gabel durch den Bierteig ziehen und im heißen Frittieröl ausbacken. Herausnehmen und auf Küchenkrepp abtropfen lassen.

Meerrettichsoße mit einem Stabmixer aufschlagen. In Schälchen geben und mit frisch geriebenem Meerrettich bestreuen. Zu den Rote-Bete-Kugeln servieren.

Pilz-Bock-Ragout mit Semmelknödeln

Zutaten:

4 altbackene Brötchen

2 Eier, 150 ml lauwarme Milch

1 Bund Petersilie

800 g Champignons oder Waldpilze

2 kleine Zwiebeln

20 g Butter

Salz und Pfeffer

100 ml helles Bockbier

2 EL Crème fraîche

Zubereitung: Die Brötchen in hauchdünne Scheiben schneiden. Eier mit Milch verquirlen und über die Brötchen träufeln. Die Petersilie waschen, trockenschütteln, Blättchen abzupfen und hacken. Pilze sehr rasch waschen (Zuchtpilze nur abreiben) und die

Stiele nachschneiden, die Pilze in Scheiben schneiden. Zwiebeln halbieren und in feine Würfel schneiden. Die Hälfte Zwiebeln und Petersilie mit der Semmelmasse verkneten, kleine Klößchen formen.

In einem großen Topf Salzwasser zum Kochen bringen, die Klößchen ins kochende Wasser legen, aufwallen lassen und bei offenem Deckel und mittlerer Hitze in etwa 15 Minuten gar ziehen lassen. Die übrigen Zwiebeln in Butter anbraten, die Pilze zugeben und Farbe nehmen lassen. Dann salzen und pfeffern, mit dem Bier ablöschen und offen etwa 10 Minuten schmoren lassen. Zum Schluss nachwürzen, mit der übrigen Petersilie und Crème fraîche abschmecken. Die Knödel mit einem Schaumlöffel herausheben und mit dem Ragout servieren.

Selleriescheiben in Bierteig

Zutaten:
500 g gekochte Selleriescheiben
Salz, Muskat
3–4 EL Mehl
1 Eigelb
$1/8$ l helles Bier
1 Eiweiß (zu Eischnee geschlagen)
Backfett

Zubereitung: Selleriescheiben mit Salz und Muskat würzen, 1 Stunde ziehen lassen. Unterdessen aus den angegebenen Zutaten einen dickflüssigen Ausbackteig herstellen, die Selleriescheiben hindurchziehen und in der Pfanne in reichlich heißem Fett von beiden Seiten goldgelb backen. Heiß als Vorspeise oder als Beigabe zu gebratenem Fleisch.

Fleisch

Hammelzungen in Biersoße

Zutaten:
2 bis 3 Hammelzungen
1 Zwiebel
$1/2$ Lorbeerblatt
Einige Pfefferkörner
1 Nelke
2 Gewürzkörner
60 g Fett
50 g Mehl
$1/2$ l helles Bier
250 ml Fleischbrühe
Salz, Pfeffer, 1 Prise Zucker

Zubereitung: Die Zungen mit den Gewürzen in heißes Salzwasser geben und so lange kochen, bis sich die Spitzen leicht durchstechen lassen. Zungen abziehen, Knorpelteile entfernen, Fleisch in Scheiben schneiden. Aus Fett und Mehl eine helle Mehlschwitze zubereiten, mit Bier und Brühe ablöschen. Soße 20 Minuten kochen, pikant abschmecken und das Fleisch darin erhitzen. Als Beilage Salzkartoffeln und Salat.

Bratwurst in Bier

Zutaten:

4 Bratwürste
250 ml Brühe oder Wasser
125 ml Malzbier
1 Zwiebel
2 Gewürznelken
3 Gewürzkörner
Wenig Lorbeerblatt
1 Petersilienwurzel
1 Stück Sellerie
50 g Kochpfefferkuchen
1 EL Kartoffelmehl
Salz
Zucker
Zitronensaft
1 EL Butter

Zubereitung: Die Bratwürste mit kochendem Wasser überbrühen, Brühe oder Wasser und Bier mit den Gewürzen und dem klein geschnittenen Suppengemüse gut durchkochen, die Würste hineingeben und 15 Minuten leise sieden lassen. Wurst herausnehmen, Brühe durch ein Sieb gießen, den aufgelösten Pfefferkuchen hineingeben und die Soße mit Kartoffelmehl binden. Mit Zucker, Salz und Zitronensaft abschmecken, ein Stück Butter hineingeben und die Würste noch einmal darin warm werden lassen. Kartoffelbrei und Rote Bete dazu reichen.

Kalbfleisch in Bier

Zutaten:
750 g Kalbfleisch (Schulter, Hals oder Brust)
gut $^1/_2$ l Wasser
1 Prise Salz
4 Gewürzkörner
100 g Suppengemüse
1 Tasse Malzbier
4 Nelken
1 Zwiebel
$^1/_2$ Lorbeerblatt
40 g Kochpfefferkuchen
1 TL Kartoffelmehl
Salz
Zucker
etwas Zitronensaft

Zubereitung: Das Fleisch mit kochendem Wasser bedecken, etwas Salz hinzufügen, die Gewürzkörner und das zerkleinerte Suppengemüse beigeben. In etwa 40 bis 50 Minuten gar werden lassen, die Brühe durch ein Sieb gießen. Das Fleisch von allen Knochen, Häuten und Sehnen befreien und in Scheiben schneiden. Die Brühe wieder zum Kochen bringen, das Bier hineingeben, die mit Nelken gespickte Zwiebel und das Stückchen Lorbeerblatt. Nach 20 Minuten Kochzeit wieder durch ein Sieb geben, aufkochen, den in wenig warmer Brühe aufgelösten Pfefferkuchen dazugeben, mit dem Kartoffelmehl binden, mit Salz, Zucker und Zitronensaft abschmecken, das

112

Fleisch hineingeben. Mit Salzkartoffeln und frischem Salat reichen.

Rindfleischeintopf mit Bier

Zutaten:
350 g kleine Schalotten
5 Möhren
500 g Sellerieknolle
3 EL Öl
800 g Rindergulasch
Salz und Pfeffer
3 EL Tomatenmark
2–3 EL Mehl
330 ml dunkles Bier
5 Stängel Thymian
1 Knoblauchzehe
2 Lorbeerblätter
10 schwarze Pfefferkörner
250 g grüne Bohnen
1 Prise Zucker

Zubereitung: Schalotten in kochendes Wasser geben, kurz aufkochen und abgießen. Kalt abspülen und die Schale abziehen. Je nach Größe eventuell halbieren. Möhren und Sellerie schälen, abspülen und in Stücke schneiden.
Öl in einem Bräter erhitzen, Fleisch portionsweise bei starker Hitze darin anbraten. Mit Salz und Pfeffer würzen und herausnehmen. Zwiebeln, Möhren und Sellerie zufügen und im Bratfett anbraten. Fleisch

und Tomatenmark zum Gemüse geben und kurz mitbraten. Mit Mehl bestäuben und alles etwa 2 Minuten andünsten. 750 ml Wasser und das Bier dazugießen, gut verrühren und aufkochen lassen. Thymian abspülen. Knoblauch mit Schale gut zerdrücken. Thymian, Knoblauch, Lorbeer und Pfefferkörner zugeben. Alles aufkochen und etwa 2 Stunden zugedeckt bei kleiner Hitze köcheln lassen. Gelegentlich umrühren und eventuell etwas Wasser zugießen. Inzwischen die Bohnen putzen, abspülen und halbieren. Nach etwa 2 Stunden Kochzeit zum Eintopf geben und noch 30 Minuten mitkochen.

Thymianstängel entfernen. Den Rindfleischeintopf mit Salz, Pfeffer und Zucker kräftig abschmecken. Dazu Bauern- oder Krustenbrot servieren.

Rindergulasch mit Bier

Zutaten:

750 g Rinderfilet

2 Zwiebeln

250 g Möhren

8 Essiggurken (à ca. 35 g)

2 Stangen Porree

3 EL Öl

3 EL körniger Senf

400 ml Gemüsebrühe (Instant)

150 ml Exportbier

1 Becher (200 ml) Schlagsahne

Salz und Pfeffer

300 g Bandnudeln

114

1–2 EL dunkler Soßenbinder
1 Prise Zucker
Kerbel (optional)

Zubereitung: Das Fleisch mit kaltem Wasser waschen und anschließend mit Küchenpapier trockentupfen. Fleisch in Stücke schneiden, Zwiebeln schälen und würfeln. Möhren putzen, waschen und in feine Würfel schneiden. Gurken in Scheiben schneiden. Porree putzen, waschen und in Ringe schneiden. Öl in einem Schmortopf erhitzen. Fleisch darin unter Wenden gut anbraten. Zwiebeln, Möhren (einen Esslöffel zum Verzieren zur Seite stellen), Porree und Gurken zufügen und kurz mit anbraten. Senf unterrühren und mit Brühe, Bier und Sahne ablöschen. Mit Salz und Pfeffer würzen. Gulasch zugedeckt ca. 15 Minuten schmoren lassen. Inzwischen Nudeln in kochendem Salzwasser ca. 10 Minuten garen. Gulasch im offenen Topf aufkochen lassen, Soßenbinder einrühren, nochmals aufkochen lassen und mit Salz, Pfeffer und Zucker abschmecken. Nudeln abgießen und auf einer Platte anrichten. Gulasch darüber verteilen, mit den zur Seite gelegten Möhren bestreuen und nach Belieben mit Kerbel garniert servieren.

Berliner Rinderschmorbraten

Zutaten (für 6 Personen):
1,3 kg Rinderschmorbraten (Rumpsteak oder nicht zu fettes Rippenfleisch)

115

5 Lorbeerblätter

1 TL Salz

Je $1/2$ TL weißer Pfeffer, Senfpulver, gemahlene Nelken, gemahlene Muskatnuss, getrockneter Thymian

$1/2$ Muskatblüte (Macis)

2 große Möhren

2 Schalotten

$1/4$ unbehandelte Zitrone

2 EL Butterschmalz

2 Stängel Thymian

2 Stängel Basilikum

2 EL Essig

$1/2$ Berliner Weiße (ohne Sirup) oder bayerisches Weizenbier

Zucker

Zubereitung: Das Fleisch abspülen und trockentupfen. Ein Lorbeerblatt zerkrümeln und mit Salz, Pfeffer, Senfpulver, Nelken, Muskatnuss, Thymian und Muskatblüte mischen. Das Fleisch mit der Gewürzmischung einreiben. Restliche Lorbeerblätter auf das Fleisch binden. Die Möhren schälen und klein schneiden. Die Schalotten abziehen und würfeln. Die Zitrone heiß abspülen und die Schale dünn abreiben. Das Fleisch in einem ofenfesten Schmortopf im heißen Butterschmalz rundherum anbraten. Möhren, Schalotten, Zitronenschale, abgespülte Kräuter, Essig und Bier zufügen. Den Topf verschließen und das Fleisch im vorgeheizten Backofen bei 200 °C etwa 2 Stunden schmoren lassen.

Das Fleisch herausnehmen und warm stellen. Den

Bratensaft mit dem Schneidstab des Handrührers
fein pürieren.

Zigeunerbraten

Zutaten:
1 kg Rinderfilet im Stück
125–150 g Räucherspeck in dünnen, langen Scheiben
Salz und Pfeffer
4 große fein geschnittene Zwiebeln
3–4 EL Schweineschmalz
2 der Länge nach dünn geschnittene Karotten
3 EL Tomatenmark
2 Gläser dunkles Bier

Zubereitung: Das Fleisch in etwa 2 cm Abstand 4–5
cm tief einkerben und die Schnittstellen mit je einer
Scheibe Speck füllen, salzen und pfeffern. Das Fleisch
mit einem Faden fest verschnüren, mit Zwiebeln im
Schweineschmalz gut anbräunen, Karotten und Tomatenmark zugeben. Mit dem Bier ablöschen. Braten
und unter häufigem Begießen weiter bräunen. Wenn
das Fleisch gar ist, die Soße durch ein Sieb gießen.

Pfeffersteak

Zutaten:
4 fein gehackte Schalotten oder 2 fein gehackte Zwiebeln
2 fein geschnittene Karotten
3 EL Butter oder Margarine
4 Rinderfilets von etwa 0,5 cm Dicke

Salz
Grob gemahlener Pfeffer
$1/_4$ l dunkles Bier
$1/_2$ Lorbeerblatt
1 Prise Thymian
1 zerdrückte Knoblauchzehe
1 Tasse dunkle Mehlschwitze

Zubereitung: Schalotten bzw. Zwiebeln und Karotten im Fett weich dünsten, aber nicht Farbe annehmen lassen. Filets salzen, gründlich mit Pfeffer einreiben und dann auf jede Scheibe etwas von dem angedünsteten Gemüse streichen. Steaks aufeinander legen und mit einem Faden zusammenbinden. Steaks von allen Seiten in Butter oder Margarine anbraten, mit dem Bier ablöschen und zu der Soße Lorbeerblatt, Thymian und Knoblauch geben. Ganz zum Schluss die Soße mit der Mehlschwitze binden.

Biergulasch

Zutaten:
1,2 kg Schweineschulter (ohne Schwarte)
2 EL Schmalz
200 g Karotten
200 g Zwiebeln
200 g Kartoffeln
100 g Sellerie
Salz und Pfeffer
Majoran
Kümmel

Knoblauch
2 EL Tomatenmark
$1/2$ l helles Bier
$1/4$ l Sahne

Zubereitung: Die Schulter in mittelgroße Würfel schneiden und in einem Bräter mit dem Schmalz kräftig anbraten. Das in feine Würfel geschnittene Gemüse dazugeben. Wenn der ausgetretene Fleischsaft verdunstet ist, das Ganze 20 Minuten schmoren lassen. Dann Gewürze und Tomatenmark dazugeben. Diesen Ansatz gut durchmischen und mit dem Bier ablöschen. Das Ganze im vorgeheizten Backofen bei 200 °C schmoren. Nach etwa 30 Minuten das Fleisch aus dem Bräter nehmen und bis zum Servieren warm stellen. Zum verbliebenen Ansatz die Sahne geben und mit dem Stabmixer pürieren. Falls die Soße zu dick ist, noch etwas Bier zufügen und nochmals abschmecken. Den Ansatz durch ein Haarsieb über das Fleisch geben.

Schweinemedaillons mit Gerste-Bier-Kruste und Rotkrautsalat

Zutaten:
150 g Gerstengraupen
300 ml Brühe
1 kleiner Kopf Rotkohl (500 g)
1 Kästchen Kresse
5 EL Essig
Salz und Pfeffer

119

Zucker

5 EL Speiseöl

2 Eier

100 g Mehl

50 ml Weizenbier (Weißbier)

50 ml Milch

500 g Schweinefilet

Thymian

2 EL Speiseöl

1 kleine fein gehackte Zwiebel

100 ml Weißwein

100 ml Kalbsfond

1 EL Zitronensaft

150 g Crème fraîche

Zubereitung: Die Gerste über Nacht einweichen. Diese am nächsten Tag in der Brühe bei geringer Hitzezufuhr kochen. Anschließend die überschüssige Flüssigkeit abgießen.

Rotkohl waschen, putzen und in feine Streifen schneiden, Kresse waschen. Essig, Salz, Pfeffer, Zucker mit Speiseöl verrühren und zusammen mit dem Rotkohl und der Kresse mischen. Eier mit Mehl, Weizenbier, Milch, Salz und Pfeffer zu einem glatten Teig verrühren.

Schweinefilet in etwa 2 cm dicke Scheiben schneiden und mit Salz, Pfeffer und Thymian würzen. Schweinefilets in Teig und anschließend in der gekochten Gerste wenden. 2 EL Öl in einer großen Pfanne auf mittlerer Stufe erhitzen. Filets pro Seite 4–5 Minuten braten, herausheben und im Ofen warm stellen.

Im Bratfett die gehackte Zwiebel glasig dünsten. Mit Weißwein und Kalbsfond auffüllen und die Flüssigkeit auf die Hälfte einkochen lassen. Mit Zitronensaft und Crème fraîche abschmecken.

Medaillons auf Tellern verteilen, Soße hinzugeben und mit Salat anrichten.

Spanferkelkarree mit Kümmel-Knoblauch-Jus und Wirsinggemüse

Zutaten:

1 kg Spanferkelkarree (Rippenstück)
Salz und Pfeffer
3 EL Öl
1 EL Rohrzucker
1 EL Tannenhonig
$1/2$ l Weißwein
200 ml dunkles Malzbier
1 Knoblauchzehe
1 TL Kümmel
1–2 EL Senf
40 g frisch geriebener Parmesan-Käse

Für das Kümmel-Knoblauch-Jus:
2 l Kalbsfond (aus dem Glas)
1 TL Kümmel
1 Knoblauchzehe
1 Lorbeerblatt
1 Zweig Thymian
$1/2$ TL Tomatenmark
1 EL Portwein

Salz und Pfeffer

40 g kalte Butter

Für das Wirsinggemüse:

1 Wirsingkohl (etwa 800 g)

Salz

2 Zwiebeln

1 Knoblauchzehe

50 g Butter

$^1/_4$ TL Kümmel

Pfeffer

Zubereitung:

Für das Spanferkelkarree:

Das Fleischstück abspülen und trockentupfen. Mit Salz und Pfeffer einreiben und im heißen Öl anbraten.

Rohrzucker in einer Pfanne schmelzen, Honig zugeben und leicht karamellisieren lassen. Wein und Bier zugießen, leicht salzen und in der Pfanne sirupartig einkochen lassen.

Das Karree auf der gewölbten Fleisch- und Knochenseite leicht einschneiden und mit dem Sirup bestreichen (1 EL für das Kümmel-Knoblauch-Jus beiseitestellen).

Knoblauch abziehen, hacken und mit Kümmel und Senf verrühren. Die Paste auf der Fleischseite verteilen, den Parmesan-Käse darüberstreuen und andrücken.

Das Karree im vorgeheizten Backofen bei 170 °C etwa 50 Minuten braten. Das Fleisch aus dem Ofen

nehmen, mit Alufolie abdecken und 10 Minuten ruhen lassen.

Für das Kümmel-Koblauch-Jus:

Kalbsfond, Kümmel, abgezogene und grob gehackte
Knoblauchzehe, Lorbeerblatt, Thymianzweig und
Tomatenmark in einen Topf geben. Bei großer Hitze
bis auf 300 ml einkochen lassen. Portwein und den
beiseitegestellten Sirup zugeben und mit Salz und
Pfeffer abschmecken. Die Butter in Flöckchen unterrühren (nicht mehr kochen!).

Für das Wirsinggemüse:

Den Wirsing putzen, vierteln, den Strunk heraus-
schneiden und die Kohlviertel in Streifen schneiden.
Den Wirsing in kochendes Salzwasser geben, etwa
3 Minuten kochen lassen, abgießen.
Zwiebeln und Knoblauch abziehen, würfeln und in
einer Pfanne in Butter glasig dünsten. Die Butter
durch ein Sieb in den Topf gießen (Zwiebeln nicht
mit verwenden). Wirsingstreifen zugeben und in der
Butter schwenken. Kümmel unterrühren, mit Salz
und Pfeffer abschmecken.
Das Spanferkelkarree auf dem Wirsinggemüse anrichten. Dazu Kümmel-Knoblauch-Jus servieren. Als
Beilage empfiehlt sich Kartoffelschnee.

Nudel-Fleisch-Pfanne in Biersoße

Zutaten:
350 g Schweinefilet
Salz
Weißer Pfeffer
Muskat
200 g frische Champignons
20 g Butter oder Margarine
100 g Sahne
$1/_8$ l Pilsbier
150 g vorgekochte Nudeln
1 EL gehackte Kräuter

Zubereitung: Das Schweinefilet von Fett und Sehnen befreien und in Scheiben schneiden. Mit Salz, Pfeffer und Muskat einreiben. Die Champignons putzen, Stiele etwas kürzen und große Pilze einmal durchschneiden. Das Fett in einer Pfanne erhitzen, die Fleischscheiben darin unter ständigem Wenden von beiden Seiten anbraten. Herausnehmen, warm stellen und die Champignons in das Bratfett geben. Unter Wenden 2 Minuten dünsten, die Sahne mit dem Pils angießen. Die Nudeln dazugeben, locker vermischen und die gebratenen Fleischscheiben daraufsetzen. Den Pfannendeckel daraufgeben und bei mittlerer Hitze etwa 15 Minuten schmoren. Vor dem Servieren das Gericht mit den Kräutern bestreuen.

Böhmisches Gulasch

Zutaten:
250 g Rindfleisch
250 g Schweinefleisch
3 grob gehackte Zwiebeln
2 EL Schweineschmalz
$^1/_2$ l Pilsbier
6 Pfefferkörner
1 Lorbeerblatt
$^1/_2$ Tasse Semmelbrösel
3 Tassen Sauerkraut
1 EL Kümmelkörner

Zubereitung: Das Fleisch in große Würfel schneiden und zusammen mit den Zwiebeln in Schweineschmalz von allen Seiten scharf anbraten. Mit dem Bier ablöschen, Gewürze zugeben und alles mit den Semmelbröseln binden. Das Sauerkraut mit den Kümmelkörnern darüber verteilen und das Ganze 1–1 $^1/_2$ Stunden schmoren lassen.

In Weißbier marinierte Schweine-rückensteaks

Zutaten:
5 Schweinerückensteaks à 180 g
1 Flasche Weißbier
1 Prise Salz
1 Prise Pfeffer
1 Prise Paprika

1 Zwiebel

1 Lorbeerblatt

10 g Wacholderbeeren

10 Senfkörner

Zubereitung: 24 Stunden vor dem Braten das Fleisch marinieren. Dazu Marinade aus Weißbier, Salz, Pfeffer, Paprika, Zwiebel, Lorbeer, Wacholderbeeren und Senfkörnern herstellen. Kurz vor dem Garen herausnehmen, mit Küchenpapier abtupfen und in der Pfanne durchbraten.

Kaninchen in Bier und Wacholder

Zutaten:

1 küchenfertiges Kaninchen (1,5 kg)

12 frische Knoblauchzehen

125 g durchwachsener Räucherspeck

20 g Butter

Salz und Pfeffer

1 EL Wacholderbeeren

6 Lorbeerblätter

2 Rosmarinzweige

$1/2$ l Bier

Zubereitung: Das Kaninchen vom Metzger in 8 Stücke teilen lassen.

Den Knoblauch schälen und die Speckscheiben in grobe Stücke schneiden. Backofen auf 220 °C vorheizen. Eine ofenfeste Form mit Butter einfetten und die Kaninchenstücke hineinlegen. Salzen und pfeffern.

Zwischen die Fleischstücke Speck, Wacholderbeeren, Lorbeerblätter, Rosmarin und die Knoblauchzehen stecken. Alles mit dem Bier übergießen.

Die Form in den vorgeheizten Backofen schieben und das Fleisch 20 Minuten garen lassen. Dann die Fleischstücke wenden und weitere 20 Minuten schmoren lassen. Das Fleisch nochmals drehen und 20 Minuten braten.

Sobald eine würzige Soße entstanden ist, Fleisch aus dem Ofen nehmen. In der Form servieren.

Hähnchenbrust mit Altbier-Apfel-Soße und Sellerie-Rösti

Zutaten:

200 g Sellerie
500 g Kartoffeln
Salz und Pfeffer
Speiseöl zum Braten
300 g Zuckererbsen (Kaiserschoten)
500 g Hähnchenbrustfilet
1 Schalotte
1 kleiner roter Apfel
3 EL Apfeldicksaft
2 EL Wasser
2 EL Altbier
150 ml Sahne
Zimt

Zubereitung: Sellerie waschen, schälen und putzen. Kartoffeln schälen. Sellerie und Kartoffeln grob rei-

127

ben, gut vermischen und mit Salz und Pfeffer würzen. Speiseöl in einer Pfanne erhitzen, Rösti formen und von beiden Seiten insgesamt 6 Minuten bei mittlerer Hitze braten. Anschließend warm stellen. Zuckererbsen waschen und 5 Minuten in Salzwasser blanchieren. Hähnchenbrust kalt abspülen und trockentupfen. Schalotte schälen und fein hacken. Den Apfel waschen und mit Schale in kleine Würfel schneiden. 2 EL Speiseöl in einer Pfanne erhitzen und Hähnchenbrust von beiden Seiten insgesamt 6 Minuten braten. Fleisch aus der Pfanne nehmen, in Alufolie schlagen und warm halten. In dem Bratenfett die Schalotte dünsten. Den Bratfond mit Apfeldicksaft, Wasser und Bier loskochen. Sahne hinzugeben und etwas einkochen lassen. Mit Zimt und Pfeffer abschmecken. Apfelwürfel eine Minute in der Soße ziehen lassen und das Fleisch in die Soße geben. Auf einem Teller das Hähnchenfleisch mit den Kartoffel-Sellerie-Rösti und den Kaiserschoten anrichten.

Hühnerkeulen in Bierteig

Zutaten:

8 Hühnerkeulen
1 EL Paprikapulver
Salz und Pfeffer

Für den Bierteig:
150 g Mehl
1 Ei

1 Eigelb
125 ml Pils
Salz und Pfeffer

4 EL Mehl
Butterschmalz zum Ausbacken

Zubereitung: Die Hühnerkeulen waschen und mit einem Küchentuch trockentupfen. Mit Paprikapulver, Salz und Pfeffer würzen.

Das Mehl, Ei und Eigelb mit dem Pils zu einem glatten, nicht zu dünnen Teig verrühren. Mit Salz und Pfeffer abschmecken, anschließend etwas ruhen lassen.

Die Hühnerkeulen in Mehl wälzen, durch den Bierteig ziehen, sofort ins mäßig heiße Butterschmalz geben und schwimmend in ca. 15 Minuten goldgelb ausbacken. Mit einer Grillsoße auf Salat servieren.

Putenbraten in Malzbierfond

Zutaten:
1 kg Putenrollbraten
Salz und Pfeffer
50 g Butterschmalz
300 ml Malzbier
600 g festkochende kleine Kartoffeln
Je 300 g junge, kleine Möhren und Schalotten
1 TL Zucker
$1/4$ l Hühnerbrühe
1 EL Senf

Zitronensaft

Cayennepfeffer

$^1/_2$ Päckchen TK-Petersilie

Zubereitung: Backofen auf 200 °C vorheizen. Den Rollbraten kalt abbrausen, trockentupfen und mit Salz und Pfeffer einreiben. Schmalz im Bräter erhitzen und den Rollbraten darin rundherum anbraten. Knapp die Hälfte des Biers angießen und den Braten auf der unteren Schiene des heißen Ofens bei 200 °C braten, bis das Gemüse vorbereitet ist. Dabei ab und zu mit dem Bratfond begießen.

Kartoffeln, Möhren und Schalotten schälen und auf gleiche Größe zurechtschneiden. Um den Rollbraten (das Bier sollte inzwischen verdampft sein) verteilen und unter gelegentlichem Wenden leicht Farbe nehmen lassen. Den Zucker daruntermischen, alles mit Hühnerbrühe ablöschen und die Ofentemperatur auf 175 °C reduzieren. Fleisch und Gemüse 50–55 Minuten zugedeckt schmoren lassen und dabei gelegentlich mit dem Fond begießen.

Dann die Temperatur auf 225 °C erhöhen und das Fleisch weitere 15 Minuten leicht glacieren lassen. Dazu nach und nach das restliche Malzbier in kleinen Mengen darüber verteilen.

Fleisch und Gemüse herausnehmen und warm stellen, den Fond bei starker Hitze etwas einkochen. Mit Senf, Zitronensaft und Cayennepfeffer abschmecken, Petersilie zufügen. Fleisch ohne Netz in Scheiben schneiden. Das Gemüse auf eine Platte geben, mit dem Fond überziehen und das Fleisch darauf anrichten.

Schweinefleisch in Bier

Zutaten:

500 g mageres Schweinefleisch
Salz
1 Prise Zucker
1 Zwiebel
2 Gewürznelken
1 Stückchen Lorbeerblatt
3 Gewürzkörner
1 Petersilienwurzel
1 Stück Sellerie
1 kleine Flasche Malzbier
50 g Kochpfefferkuchen
1 EL Kartoffelmehl
Zitronensaft
2 EL Rotwein

Zubereitung: Das Fleisch mit kochendem, leicht gesalzenem Wasser bedecken, Gewürze und Suppengemüse hineingeben, etwa 60 bis 70 Minuten leise kochen lassen. Fleisch warm stellen, Bier mit der Brühe und dem in etwas warmer Brühe aufgelösten Pfefferkuchen (sehr gut eignet sich der holländische Frühstücks-Pfefferkuchen dazu) verkochen, durch ein Sieb geben. Wieder aufkochen, mit Kartoffelmehl andicken, mit Salz, Zucker, Zitronensaft und dem Wein abschmecken, Fleisch in Scheiben schneiden und in die Soße legen. Dazu Kartoffelbrei reichen.

Fisch

Rotbarsch in Biersoße

Zutaten:

750 g Rotbarschfilet
Salz und Pfeffer
250 ml Hefeweißbier
3 EL Kräuteressig
150 ml Fischfond
1 EL Senf
150 g Schlagsahne
1 TL Speisestärke
1 Prise Zucker

Zubereitung: Das Rotbarschfilet waschen, trockentupfen. Anschließend in Stücke schneiden und mit
Salz und Pfeffer würzen. Das Bier, den Essig und den
Fischfond in eine tiefe Pfanne geben und einmal aufkochen. Anschließend Hitze reduzieren. Die Fischstücke in den Biersud hineinlegen und bei milder
Hitze 5–6 Minuten darin gar ziehen lassen. Die ge-
garten Fischstücke aus dem Biersud nehmen und
warm stellen. Für die Biersoße Senf und Sahne in den
Biersud geben und noch einmal aufkochen lassen.
Die Speisestärke mit etwas Wasser glatt rühren und in
die kochende Flüssigkeit einrühren. Soße eine Minute köcheln lassen. Mit Salz, Pfeffer und Zucker abschmecken.

Fish & Chips

Zutaten:
1 kg Fischfilet (z. B. Kabeljau oder Schellfisch)
1 Zitrone

Für den Ausbackteig:
100 g Mehl
1 Ei
3 EL Bier
$1/_2$ TL Salz
5 EL Mineralwasser
5 EL Milch

Für die Chips:
1 kg festkochende Kartoffeln
(oder 800 g TK-Pommes frites)
1 l Pflanzenöl oder Plattenfett zum Ausbacken

Zubereitung: Den Fisch abspülen, trockentupfen, in Stücke schneiden und mit Zitronensaft beträufeln. Für den Ausbackteig Mehl in eine Schüssel geben. In die Mitte eine Vertiefung drücken und Eigelb, Bier und Salz hineingeben. Alle Zutaten gut verrühren. Nach und nach die mit Mineralwasser verrührte Milch zugeben und alles zu einem glatten Teig verrühren. Teig 30 Minuten quellen lassen. Eiweiß steif schlagen und unterheben.
Für die Chips Kartoffeln schälen, abspülen, in Spalten schneiden, gut trockentupfen und am besten in ein Geschirrtuch einschlagen.

Das Ausbackfett erhitzen (etwa 190 °C; es hat die richtige Temperatur, wenn sich an einem ins heiße Fett getauchten Holzlöffelstiel Bläschen bilden). Die Kartoffelspalten oder Pommes frites portionsweise im heißen Fett das erste Mal hellblond ausbacken, aus dem Fett heben und auf Küchenkrepp abtropfen lassen.

Fischwürfel trockentupfen und portionsweise in den Ausbackteig tauchen, überschüssigen Teig abstreifen. Die Fischstücke portionsweise in das heiße Fett geben und goldbraun ausbacken. Dabei die Stücke zwischendurch mit einer Schaumkelle wenden, damit sie nicht aneinanderkleben. Auf Küchenkrepp abtropfen und warm stellen.

Kartoffelspalten erneut ins heiße Fett geben und knusprig goldbraun fertig backen. Auf Küchenkrepp abtropfen lassen.

Die Kartoffeln mit Salz bestreuen und zusammen mit den Fischstücken servieren.

Karpfen in Bier

Zutaten:
1 kg Karpfen (ausgenommen)
Salz
Pfeffer
1 Zwiebel
1 EL Butter oder Margarine
$1/2$ Tasse gehackte Petersilie
1 Tasse fein geschnittener Lauch
$1/2$ l dunkles Bier

134

1 Lorbeerblatt
1 Nelke
50 g Lebkuchen
1 EL Zucker
2–3 EL Essig oder Zitronensaft
Speisestärke (optional)

Zubereitung: Karpfen (ohne Kopf und Flossen) gut auswaschen, in 4 Teile schneiden und mit Salz und Pfeffer würzen. Zwiebelwürfel in Fett hellgelb werden lassen, Petersilie und Lauch zugeben, 2–3 Minuten dünsten, danach die Karpfenteile einlegen und weitere 5 Minuten dünsten. Bier, Lorbeerblatt, Nelke, Lebkuchen zugeben und zugedeckt bei schwacher Hitze 20 Minuten langsam garen. Den Zucker in einem trockenen Topf zu Karamell schmelzen, mit Essig oder Zitronensaft ablöschen und zur Soße geben. Die Soße eventuell mit etwas Speisestärke binden.

Aal in Biersoße

Zutaten:
1 kg Aal (abgezogen und ausgenommen)
1 EL Butter oder Margarine
2 Zwiebeln
125 ml dunkles Bier
Pfeffer
Salz
$1/2$ TL Salbei
1 Päckchen Bratensoße
Zitronensaft

Zubereitung: Den Aal in 5 cm lange Stücke schneiden, in dem Fett Zwiebelwürfel hell anschwitzen, den Aal zugeben und etwas weiterdünsten lassen. Mit Bier auffüllen, mit Pfeffer, Salz und Salbei würzen und zugedeckt 10 Minuten dünsten lassen. Das Soßenpulver mit ganz wenig kaltem Bier anrühren, von dem heißen Fischsud dazurühren und diese Mischung mit dem Aal verkochen lassen. Die Soße zuletzt mit etwas Zitronensaft abschmecken. Als Beilage Petersilienkartoffeln reichen.

Aal mit Kräutern

Zutaten:
1 Aal (1–1,2 kg)
12 kleine Frühlingszwiebeln
3 Schalotten
10 g Butter
1 EL Öl
Salz und Pfeffer
125 ml Fischfond oder Wasser
125 ml helles Bier
10 g Mehl
10 g Butter
1 EL saure Sahne
1 EL geschnittene Kräuter (Petersilie, Dill und etwas Salbei)

Zubereitung: Den Aal häuten und in 4–5 cm lange Stücke schneiden. Die Frühlingszwiebeln putzen. Die Butter und das Öl in einer schweren Kasserolle aufschäumen lassen. Die Aalstücke dazugeben und unter Wenden kurz anbraten. Die Frühlingszwiebeln und Schalotten dazugeben und etwas Farbe annehmen lassen. Mit Salz und Pfeffer kräftig würzen. Gelegentlich wenden. Die Frühlingszwiebeln besonders gut beobachten – sie werden leicht zu dunkel und dann bitter.

Mit dem Bier ablöschen, den Fischfond angießen und aufkochen. Dann bei verminderter Hitze im geschlossenen Topf 5–6 Minuten leise köcheln lassen. Die Aalstücke mit der Gabel aus der Kasserolle heben, ebenso die Frühlingszwiebeln und Schalotten. Zum Binden der Soße eine Beurre maniè (Butter mit Mehl verkneten und kurz kalt stellen) zubereiten. Dann stückchenweise in den kochenden Fond geben und mit dem Schneebesen einrühren. 3–4 Minuten köcheln lassen, bis eine glatte, leicht sämige Bindung erreicht ist. Falls die Soße zu dick ist, noch etwas Fischfond angießen. Nun die Soße durch ein feines Sieb in einen Topf passieren und wieder aufkochen. Die saure Sahne mit dem Schneebesen kräftig einrühren und die Soße abschmecken. Dann die Aalstücke mit den Frühlingszwiebeln und Schalotten – auch den Saft, der sich inzwischen gebildet hat – hineingeben und alles vorsichtig erhitzen. Direkt vor dem Servieren die frischen Kräuter untermischen.

Fischfilet in Bierteig

Zutaten:

750 g Seelachsfilet
Salz und Pfeffer
$1/2$ Zitrone
1 TL Senf
250 ml Bier
8 gehäufte EL Mehl
2 EL Öl
1 TL Zucker
Biskin zum Ausbacken
1 Becher Joghurt
$1/2$ Glas Mayonnaise
1 hart gekochtes Ei
Essiggurken

Zubereitung: Das Seelachsfilet waschen, abtrocknen und in Portionsstücke schneiden. Mit Salz, Pfeffer, Zitronensaft und Senf würzen. Bier in eine Schüssel gießen, das Mehl hinzufügen und mit einem Schneebesen gut verrühren. Öl, Zucker und Salz darunterrühren. Die Fischfilets in den Bierteig tauchen, in das erhitzte Backfett legen, goldbraun ausbacken und auf einem Gitter abtropfen lassen. Dazu eine Soße aus Joghurt, Mayonnaise, gehacktem Ei und Essiggurken reichen.

Gerichte mit Käse

Welsh Rarebits

Zutaten:
3 EL Milch
250 g Streichschmelzkäse
1 TL scharfer Senf
Pfeffer
Worcestersoße
250 ml helles Bier
Getoastetes Weißbrot
Champignons (optional)

Zubereitung: Käse in Flocken zerteilen, in der heißen Milch verrühren, Gewürze hinzufügen und die Worcestersoße und das Bier langsam darunterrühren. Toastscheiben diagonal durchschneiden, auf Tellern anrichten und mit der Soße übergießen. Nach Belieben gedünstete Champignons dazu reichen.

Camembert in Bierteig mit Birne

Zutaten:
200 ml Hefe-Weißbier
125 g Mehl
2 mittelgroße Birnen (à 150 g)
Saft von 1 Zitrone
200 g Zucker
1 kg Frittierfett
2 kleine runde Camembert

Mehl zum Bestäuben
200 g Preiselbeeren

Zubereitung: Weißbier und Mehl glatt rühren, etwa 20 Minuten kühl stellen und quellen lassen. Inzwischen die Birnen schälen, halbieren und mit etwas Zitronensaft beträufeln, das Kerngehäuse entfernen.

175 ml Wasser, Zucker und den restlichen Zitronensaft aufkochen und die Birnen darin 10–15 Minuten gar ziehen lassen. Herausnehmen und beiseitestellen. Frittierfett erhitzen. Camembert halbieren, jede Hälfte in drei Ecken schneiden. Ecken mit Mehl bestäuben, in den Bierteig tauchen und im heißen Fett ca. 1 Minute ausbacken. Herausnehmen und kurz auf Küchenpapier abtropfen lassen.

Die Birnen in ca. 3 mm dicke Spalten schneiden, als Fächer mit 4 Camembertecken und Preiselbeeren auf Tellern anrichten.

Salat mit mariniertem Ziegenfrischkäse

Zutaten:
3 Stängel Thymian
1 Flasche Pils (330 ml)
1 TL Honig
Pfeffer
7 EL Kräuteressig
4 kleine Ziegenfrischkäse
20 g Eiernudeln
Salz

4–5 EL Rapsöl
2 Bund Rucola
1 Kopf Radicchio-Salat
1 Bund Schnittlauch
1 EL milder Senf
Pfeffer

Zubereitung: Den Thymian waschen und die Blättchen von den Stielen zupfen. Das Pils mit 1 TL
Thymianblättchen, Honig, 2–3 EL Essig und etwas
Pfeffer zu einer Marinade verrühren. Den Käse darin
1–2 Stunden marinieren. Die Nudeln in kochendem
Salzwasser mit 1 EL Öl nach Packungsangabe biss-
fest garen. Mit kaltem Wasser abschrecken, abtupfen
und kalt werden lassen. Rucola waschen, in 3–4 cm
lange Abschnitte teilen, Radicchio waschen, putzen
und in mundgerechte Stücke zupfen. Den Schnittlauch waschen und in feine Röllchen schneiden. Aus
dem restlichen Essig und dem restlichen Öl, den
Schnittlauchröllchen, dem Senf und ca. 50 ml
Käse-Marinade ein Dressing rühren. Mit Salz und
Pfeffer kräftig abschmecken. Nudeln mit Rucola
und Radicchio mischen, das Dressing vorsichtig
unterheben. Den Salat auf 4 Tellern anrichten. Den
Ziegenkäse unter dem Backofengrill 2–3 Minuten
grillen, bis er zu »laufen« beginnt. Auf dem Salat
anrichten. Pfeffer darüberstreuen und gleich servieren.

Schwarzwälder Fladen

Zutaten:
300 g Mehl
$1/2$ Päckchen Trockenhefe
ca. 125 ml Bockbier
Öl
Salz
250 g Tomatenpüree
2 EL getrocknete gemischte Kräuter
Pfeffer
1 Gemüsezwiebel
200 g Pfifferlinge
100 g Schinkenspeck in Scheiben
2 Kugeln Mozzarella
Öl und Mehl für die Bleche

Zubereitung: Das Mehl mit der Trockenhefe vermischen. Das Bier, das Öl und 1 TL Salz mit den Knethaken des Handrührers oder einer Küchenmaschine unterheben, bis ein gut formbarer Teig entstanden ist, der nicht mehr klebt. Den Teig etwa 1 Stunde lang gehen lassen, bis sich sein Volumen etwa verdoppelt hat. In der Zwischenzeit die anderen Zutaten vorbereiten. Das Tomatenpüree mit der Kräutermischung verrühren und mit Salz und Pfeffer abschmecken. Die Gemüsezwiebel abziehen, halbieren und in Ringe schneiden. Die Pfifferlinge abbürsten oder kurz abbrausen und trockentupfen. Den Schinkenspeck in dünne Streifen, die Mozzarellakugeln in $1/2$ cm dicke Scheiben schneiden.

Den Backofen auf 220 °C vorheizen. Zwei Backbleche mit Öl einpinseln und mit Mehl bestäuben. Den Teig zu 4 Fladen formen und auf den Backblechen verteilen. Die Tomatenmischung auf den Fladen verstreichen und mit den Schinkenspeckstreifen, Zwiebeln, Pfifferlingen und Mozzarella belegen. Die Fladen im heißen Backofen auf der untersten Schiene 20 Minuten backen.

Tipp: Sie können auch ein großes Blech Fladen backen und ihn zum Servieren in 4 Stücke schneiden.

Süßspeisen

Süße Windbeutel

Zutaten:

200 ml helles Bier

2 EL Vanillezucker

125 g Butter

125 g Mehl

40 g Speisestärke

4 Eier

Für die Creme:

1 Limette

3 Eigelb

4 EL Zucker

150 ml Bier

Zubereitung: Das Bier und den Vanillezucker in einen Topf geben und zum Kochen bringen. Die Butter zugeben und schmelzen.

143

Das Mehl mit der Speisestärke und den Eiern vermischen und in einen Topf einrühren, bis sich ein dicker Kloß bildet. Noch 1–2 Minuten weiterrühren. Der Teig muss sich vollkommen vom Topfboden lösen, auf dem Topfboden muss sich ein leichter Film gebildet haben. Den Topf vom Herd nehmen und 5 Minuten abkühlen lassen.

Den Teig in einen Spritzbeutel mit gezackter Tülle füllen. Auf ein mit Backpapier ausgelegtes Backblech kleine Windbeutel spritzen. Im vorgeheizten Backofen bei 180 °C etwa 15 Minuten goldbraun backen.

Für die Creme von der Limette die Schale abreiben. Die Eigelbe in einer Schüssel mit dem Zucker und der Limettenschale schaumig aufschlagen. Die Schüssel in ein warmes Wasserbad setzen – das Wasser darf nicht kochen –, nach und nach das Bier einrühren.

Nach dem Auskühlen die Windbeutel aufschneiden und mit der abgekühlten Creme füllen.

Brauerpudding

Zutaten:

1 l helles Bier
200 g Puderzucker
1 Stange Vanille
200 g Sago
10 Eigelb
150 g kandierte Früchte
100 g in Kirschwasser eingeweichte Sultaninen

144

200 ml Sahne
etwas Butter

Zubereitung: Das Bier mit dem Zucker und der Vanille aufkochen, Sago hinzugeben und noch einmal aufkochen lassen. Topf vom Feuer nehmen und die Eigelbe sowie die kandierten Früchte und Sultaninen unterziehen. Eine Puddingform mit Butter ausstreichen, mit der Masse füllen und den Pudding im Wasserbad 30 Minuten erhitzen. Entweder heiß mit Rahmsoße oder kalt mit Stachelbeersoße servieren.

Schaumbier nach altem Rezept

Zutaten:
4 Eier
1 l dunkles Bier
100 g Zucker
Abgeriebene Schale einer unbehandelten Zitrone

Zubereitung: Die Eier in einen Topf schlagen. Mit Bier, Zucker und Zitronenschale mischen. Unter ständigem Schlagen mit einem Schneebesen bis kurz vor dem Kochen erhitzen. Heiß servieren.

Bayerisches Biergelee

Zutaten:
50 g Rosinen
4 Zitronen
$1/2$ l Weißbier

Zucker
2 EL Himbeersirup
10 Blatt rote Gelatine (in kaltem Wasser eingeweicht)
125 ml Schlagsahne
1 Scheibe Pumpernickel

Zubereitung: Die Rosinen waschen, in Wasser einweichen. Die Zitronen schälen, die weiße Haut entfernen. Die Zitronen filetieren, auf 4 Gläser verteilen.
Das Weißbier mit den Rosinen, dem Zucker und dem
Himbeersirup erhitzen (nicht kochen). Die ausge-
drückte Gelatine darin auflösen. Die Flüssigkeit auf
die Gläser verteilen, erstarren lassen. Kurz vor dem
Servieren die Sahne steif schlagen, mit der fein geschnittenen Pumpernickelscheibe verrühren, über
das Gelee geben.

Schönheitspflege mit Bier

Hautpflege

Bier war nicht nur zu allen Zeiten ein beliebtes Getränk und wichtiges Heilmittel – es wurde auch gerne für die Schönheitspflege genutzt. Von den Damen im alten Ägypten ist überliefert, dass sie den Schaum des Bieres benutzten, um ihrem Teint die nötige Frische zu verleihen. Zur Erhaltung einer glatten Haut rieben sich die keltischen Frauen ebenfalls mit Bier ab. Dieses Rezept wurde in Deutschland auch in späteren Jahrhunderten gern und erfolgreich angewandt, wobei das Hamburger Bier für diesen Zweck am beliebtesten gewesen sein soll. Johann Casimir August Christian Saugfuss, der Hofapotheker des Herzogs Wilhelm von Bayern war, riet schon 1541 den Frauen, Gesicht und Busen mit Bierschaum einzureiben: »Das strafft die Haut und macht den Busen fester.«

Bierabreibungen nach Keltenart
Das Verfahren ist denkbar einfach: Das Gesicht wird mit etwas Bier betupft. Oder der Bierschaum wird als Packung aufgetragen und nach einer Viertelstunde mit kühlem Wasser abgespült. Oder tränken Sie einen großen Wattebausch mit Bier und klopfen Sie Ihr

Gesicht unter sanftem Druck damit ab. Alle drei Anwendungsarten wirken erfrischend und straffend auf die Haut.

Biermassagen für Busen und Dekolleté
Wegen des Straffungseffektes eignet sich Bier auch sehr gut zur Busenpflege: Massieren Sie Busen und Dekolleté nach dem Bad sanft mit etwas Bier.

Bierpackung für den Busen
Tauchen Sie bei einem warmen Vollbad nicht ganz ins Wasser ein, sondern legen Sie sich so in die Wanne, dass der Busen frei bleibt. Bereiten Sie vorher die folgende Packung vor: Rühren Sie aus Bier und Kieselerde (bei sehr trockener Haut ein paar Tropfen Babyöl oder Mandelöl hinzufügen) einen dicken Bierteig an, den Sie rund um die Brust auftragen. Die Brustwarzen bleiben frei. So kann Ihr Busen sich erfrischen und straffen, während Sie sich im warmen Vollbad ausruhen und entspannen. Die Bierpackung dann mit dem warmen Badewasser abwaschen.

Bierhefe-Nährcreme für die »reife Haut«
Bierhefe (Flocken oder Pulver) ist bei regelmäßiger Anwendung ein hervorragendes Kosmetikum für müde und alternde Haut. Verrühren Sie 1 EL Bierhefe mit 1 TL Ihrer Nährcreme und einem Spritzer Zitronensaft. So erhalten Sie eine besonders pflegende Creme, deren Wirkung durch den regelmäßigen Genuss von Bierhefe (1–2 TL pro Tag) unterstützt wird.

Bierhefepackung für trockene Haut
Dafür brauchen Sie:

1 TL Bierhefeflocken
2 Eigelb
2 EL Honig
2 EL saure Sahne
$^1/_2$ TL Apfelessig
2 EL Olivenöl
Milch und Wasser

Reinigen Sie das Gesicht gründlich und binden Sie die Haare zurück oder setzen Sie eine Badehaube auf, sodass das Gesicht ganz frei ist.
Vermischen Sie nun die ersten fünf Zutaten gut miteinander. Verteilen Sie dann das Olivenöl gleichmäßig auf dem Gesicht und tragen darüber die Creme als Packung auf. Dabei lassen Sie die Augenpartie frei. Nun legen Sie sich hin und entspannen sich 20 Minuten lang. Dann waschen Sie die Packung mit einer Mischung aus Milch und Wasser ab. Trockentupfen und eine Feuchtigkeitscreme auftragen.
Die Packung eignet sich besonders gut für trockene, überanstrengte Haut, denn Bierhefe regt die Durchblutung an. Einmal in der Woche angewendet, beugt sie auch der Faltenbildung vor.

Tipp: Rühren Sie gelegentlich etwas mehr von der Gesichtspackung an und verwenden Sie den Rest zur Pflege des Dekolletés.

Haarpflege

Am bekanntesten ist die Anwendung von Bier wohl für die Haarpflege. Keine Sorge: Das Haar wird nicht klebrig und der Biergeruch verfliegt im Nu! Die Bierbehandlung ist für jedes Haar geeignet. Der im Bier enthaltene Hopfen wirkt balsamisch auf das Haar und gibt ihm Glanz, Festigkeit und Fülle. Dauergewelltes Haar lässt sich besonders gut legen, wenn es nach der Wäsche eine Bierspülung erhält.

Biershampoo

Verquirlen Sie 1 Eigelb und 1 EL Rum mit der Hälfte von 250 ml Bier. Diese Mischung nach und nach auf das Haar geben und immer wieder kräftig in Haar und Haarboden einreiben. Das Haar dann gründlich ausspülen und dem letzten Spülwasser das restliche Bier beigeben. Das Haar anschließend intensiv durchkämmen. Durch dieses Shampoo erhält das Haar einen schönen Glanz, außerdem verleiht das Bier ihm zusätzliche Festigkeit.

Einreibung gegen dünnes, brüchiges Haar

Verrühren Sie 1 EL Ei (Eigelb und Eiweiß gemischt) mit 2 EL Bier. Tragen Sie das Gemisch auf das nasse Haar auf und lassen Sie es 15 Minuten lang einwirken. Dann das Haar wie gewohnt waschen und spülen.

Bierspülung für fliegendes Haar

Vermischen Sie 1 l Bier und 150 ml Apfelessig miteinander und füllen Sie die Mischung in eine Flasche ab. Geben Sie die Mixtur unverdünnt auf das feuchte Haar, sodass dieses gut damit durchtränkt wird. Dann wie gewohnt trocknen lassen.

Haarfestiger
Geben Sie nach der letzten Haarspülung einfach 1 Glas Bier über Ihr Haar und verteilen Sie es gut.

Biermassagen
Gegen Kopfschuppen wirken regelmäßige Kopfhautmassagen mit Bier.

Schutzpatrone der Brauer

Im Altertum war die Göttin Ceres die Schutzgöttin des Bieres. Sie war für das Getreide zuständig und gab dem Bier den lateinischen Namen »Cerevisia«. Dann kam der griechische Dionysos, der bei den Römern Bacchus hieß; auch er war ursprünglich Getreidegott und in einigen Gegenden der Gott des Bieres.

In christlicher Zeit hat man ebenfalls Schutzpatrone für das Bier und die Brauer gesucht.

St. Florian (4. Mai)
Er wurde in der Nähe von Wien geboren, war römischer Offizier und Christ. Als unter Kaiser Diokletian die Christenverfolgung erneut ausbrach, wurde auch Florian verhaftet, gefoltert und schließlich am 4. Mai 304 – mit einem Stein am Hals – in die Enns gestürzt. Weil er im Wasser starb, hängen seine Patronate mehr oder weniger mit diesem Element zusammen. Deshalb schützt er vor Feuer- und Wassergefahr – deshalb ist er aber auch der Schutzpatron der Bierbrauer. In vielen Brauerwappen ist er mit einem Wasserkübel zu sehen.

St. Augustinus (28. August)
Er war der größte unter den abendländischen Kir-

chenvätern, der bedeutendste theologische Philosoph der Kirche – ein afrikanischer Römer mit um-
fassender Bildung, einem heftigen Temperament und
einer mehr als turbulenten Jugend. Als er ruhiger
wurde, tat er Großes: Er verband die hellenistischen
Lehren mit dem Christentum.
Er war der große Mitgestalter der abendländischen
Kultur im Mittelalter und half, dem Abendland das
Erbe der Antike nahezubringen. Schutzheiliger der
Bierbrauer wurde er, weil viele Mönche des Augusti-
nerordens Bier herstellten. Noch heute gibt es zahlreiche Augustiner-Biere.

St. Bonifatius (5. Juni)
Der »Apostel der Deutschen« wurde 673 in England
geboren, wurde 723 Bischof in Deutschland und bald
darauf Erzbischof für das deutsche Missionsgebiet.
754, am 5. Juni, wurde er von einer Horde Westfrie-
sen erschlagen. Warum ausgerechnet er zum Patron
der Bierbrauer wurde, weiß kein Mensch mehr. Ge-
wiss, als Benediktinermönch gründete er eine Reihe
von Benediktinerklöstern, in denen später dann auch
gebraut wurde. Vielleicht ist er deshalb später ein
Brauerpatron geworden.

Drei andere Heilige, die es verdient hätten, Schutzpatrone der Brauer zu sein, müssen zusätzlich aufge-
zählt werden. Erstens Brigitta, die irische Schutzhei-
lige, die im 5. Jahrhundert lebte und, wie man erzählt,
eines Tages Wasser in Wein verwandelte. Dann der
heilige Columban, der ebenfalls aus Irland stammte

und im 6. Jahrhundert lebte. Der wurde bei einer Predigt im Rheinland durch den Krach eines heidnischen Bierfestes so gestört, dass er mit voller Kraft in Richtung auf das Fass deutete – worauf dieses platzte und alle Heiden sofort zum Christentum übertraten.

Und schließlich gibt es noch St. Arnulf, der Bischof von Metz war und 641 starb. Es war Hochsommer und so heiß, dass der Zug, der den Sarg begleitete, vor Durst schmachtete – nur ein einziger Krug Bier war da. Und da geschah ein Wunder: Alle hatten plötzlich einen Krug in den Händen und konnten trinken. Es ist verständlich, dass St. Arnulf deshalb als Beschützer des Bieres und der Bierbrauer galt.

Den wohl bekanntesten »Patron« der Bierbrauer, Gambrinus, gab es leider nie. Dennoch gilt der angebliche flandrische König zur Zeit Karls des Großen als Erfinder des Bierbrauens und Schutzherr der Brauer. Die Sage entstammt dem frühen 16. Jahrhundert, beruht auf einer Fälschung und ist ohne historischen Wert.

Bierfeste

Private Bierfeste kann man immer und überall feiern. Sie brauchen nicht viel Vorbereitung – nur ein paar deftige Dinge zum Essen und natürlich gut gekühltes Bier. Aber es gibt auch viele traditionelle Feste, die noch heute gefeiert werden.

1. Januar
Das Neujahrsfest in Schottland wurde im Kreis der Familie gefeiert – mit einem großen Festessen, zu dem beispielsweise der berühmte »Haggis« (gefüllter Schafsmagen) gehörte. Zuerst wurde aber das »Het Pint« gebraut und früher sogar in großen Kesseln durch die ganze Stadt getragen, sodass sich jedermann davon bedienen konnte.

Het Pint:

Zutaten:
2 l mildes Ale
1 gehäufter Teelöffel gemahlener Muskat
125 g Zucker
3 Eier
$\frac{1}{4}$ l Whisky

Zubereitung: Das Bier mit dem Muskat heiß werden, aber nicht kochen lassen, den Zucker hineinrühren und schmelzen lassen. Dann die Eier schaumig schlagen und im dünnen Strahl ins Bier gießen, dabei ständig weiterrühren, damit die Eier nicht gerinnen. Zum Schluss den Whisky dazugießen und alles erhitzen, aber wieder nicht kochen lassen. Das Heißbier dann in einen vorgewärmten Krug gießen, von diesem in einen zweiten, immer hin und her, sodass das Het Pint klar und schaumig wird.

Aschermittwoch

Manche Wirte hängen heute noch grüne Girlanden dort aus, wo Bier gebraut wird, um anzukündigen, dass es ab jetzt das Fastenbier gibt, ein gut gebrautes Starkbier.

1. Mai

Zu den zahlreichen traditionellen Maispielen gehört das Läuferbier. Dafür wählt sich ein Junge sechs bis zehn Burschen oder junge Männer, mit denen er um die Wette laufen will. Sie veranstalten einen Stafettenlauf mit Fähnchen oder girlandengeschmückter Stafette; der Junge muss dann eine bestimmte Strecke ablaufen, wobei die »Freunde« des Stafettenläufers versuchen, ihn dadurch aufzuhalten, dass sie ihm Schnaps anbieten. Das Ziel und der Siegespreis ist ein Kranz mit einer Tabakspfeife, die die Mädchen gestiftet haben. Verliert der Junge, so muss er sich mit einer Kranzspende freikaufen, die aus einem Trunk Bier besteht. Gewinnt er, so müssen die Stafettenläufer zahlen.

Pfingsten

Schon am Pfingstsamstag zogen (und ziehen) die jungen Männer durchs Dorf und wählten einen Einschenker, der den Ordner machte. Er fuhr zunächst von Gehöft zu Gehöft, lud alle jungen Männer feierlich und in wohlgesetzten Versen ein, sammelte dabei Geld oder Gerste für das Bier und am gleichen Tag wählte sich jeder Bursche eine Pfingstjungfer, die er mit einem grünen Maien zum Tanz einlud. Vorher mussten die Pfingstjungfern aber auch helfen, sie schmückten die Laubhütte, die meist auf dem Anger als Festzelt aufgerichtet war, und am Pfingstmontag nach der Kirche fingen Spiel und Tanz an, denn das Pfingstbier verläuft wie eine Kirchweih.

Das Pfingstgelage ähnelt dem Pfingstbier. Die Bauern feiern damit den Beginn der Weidezeit. Die Bäcker backen besonders leckere Pfingstbrötchen, die die Mädchen den Burschen schenken, die sie beim Pfingstgelage zum Tanz führen sollen. Das Fest begann am Pfingstsonntag nach dem Gottesdienst und war voll von Essen und Trinken und Tanzen und Raufen. Diese Feste sollen auf alte Trinkopfer zurückgehen und es wird immer im Kreise der Familie oder Gemeinde getrunken. In manchen Dörfern gab es Extra-Silbergefäße für Pfingstbier und Pfingstgelage.

15. Juni

In Schleswig-Holstein wurde alle drei Jahre das Frauenbier gefeiert, der örtlichen Sage nach eine Erinnerung an eine Räuberbande aus dem 13. Jahrhundert, die die Männer in eine Falle gelockt hatte, aber von

157

den tapferen Frauen vertrieben worden war. Infolge-
dessen ist es an diesem Tag Sitte, dass die Männer machen, was die Frauen wünschen, und am Abend des
Tages treffen sich die Frauen zu einem Fest.

24. Juni

Zum Johannisbier haben sich im Hannoverschen die
alten Bauern getroffen und haben gemütlich beim
Trinken beieinandergesessen und zugeschaut, wie
sich die Jungen beim Tanzen vergnügt haben.

Fock- oder Fuckenbier

Dieses Bier gehört zum Erntefest. Die Fucke oder Fak
ist eine Strohpuppe oder ein dreibeiniges Gestell, das
mit Ähren umwunden ist, meist von solchen, die von
den Ernteneulingen geschnitten worden sind. Die
Fucke wird auf eine Harke gesteckt und von den Neu-
lingen zum Hof getragen, wo sie gegen Bier ausgelöst
wurde.

Oktoberfest

Am ersten Sonntag im Oktober endet das Münche-
ner Oktoberfest, nachdem es 16 Tage lang als heute
größtes Volksfest in Europa und größtes Bierfest der
ganzen Welt begangen worden ist.
Das erste Oktoberfest ist am 12. Oktober 1810, dem
Geburtstag von König Maximilian I., gefeiert worden. Ludwig I. von Bayern, damals noch Kronprinz,
vermählte sich an diesem Tag mit der Prinzessin The-
rese von Sachsen-Hildburghausen, und weil seine
Hauptstadt beweisen wollte, mit wie viel Freude sie

an diesem Ereignis Anteil nahm, wurde beschlossen, zur Erinnerung daran ein jährlich wiederkehrendes Fest zu feiern. Der Ort war damals schon die Theresienwiese, das ganze Volk wurde eingeladen und ganz Bayern strömte zu Pferderennen, Rinder- und Pferdeausstellungen und anderen landwirtschaftlichen Präsentationen zusammen. Am zweiten Tag gab es ein Festschießen mit Stutzen und Armbrust nach der Scheibe, dem Vogel und dem laufenden Hirsch. Das Schießen dauerte die ganze Woche hindurch und schon im ersten Jahr war die Theresienwiese von Bierzelten, Buden und Schenken übersät. Das Fest schloss am zweitfolgenden Sonntag mit der Krönung des Schützenkönigs, einem zweiten Pferderennen und einem großen Feuerwerk.

24. Dezember
In Schweden wird das Weihnachtsessen am Heiligen Abend nach dem Julklapp serviert, oft als gewaltiges Buffet. Klassische Getränke sind Glögg (eine warme Rotweinbowle) und Mumma. Zu Letzterer hier das Rezept:
3 eiskalte Flaschen Bier (Porter) mit 2 Flaschen dunklem Bier und 100 ml Madeira mischen. Dazu kommt eine Flasche farblose Limonade, damit das Getränk schön prickelt. Sofort in großen Gläsern servieren.

Alte und meist längst vergessene Biere

Hier soll an einige Biere erinnert werden, die früher berühmt und beliebt waren, die uns aber nur noch aus älterer Literatur bekannt sind. Ob Sie zu Recht oder zu Unrecht in Vergessenheit geraten sind, können Sie selbst anhand der folgenden Auflistung beurteilen.

Die frühen Braunbiere und Malzbiere

Diese Gruppe umfasst alle mehr oder minder tiefdunkel gefärbten, meist schwach gehopften und niedrig vergorenen Biere. Sie hießen *Einfachbier, Malzbier, Weizenbier, Broyhan* oder *Werdersches Bier.* Als Einfachbier galten die leicht eingebrauten Biere mit 4–7% Stammwürze; sie bildeten die Hauptmasse der obergärigen Biere überhaupt. Teilweise wurden sie von den Kunden als sogenannte Frischbiere in Eimern und anderen Gefäßen in der Brauerei abgeholt, aber auch durch Brauereifahrzeuge durch Stadt und Land gefahren und literweise an die Kundschaft verkauft. Die Kunden füllten sie mit oder ohne Wasserzusatz auf Flaschen; nach 1–2 Tagen erreichten sie dann »Trinkreife«.

In den Wirtschaften wurden diese Biere oft nach

Zusatz von Kräusen ausgeschenkt. Zur Herstellung dieser leichten Biere verwendete man die Nachgüsse, die man mit Zucker versetzte, um der Hefe mehr vergärbare Zucker anzubieten. Als leichteste Nachgussbiere fanden sie unter dem Namen »Kofent« Absatz. Neben diesen existierten noch eine Reihe stärkerer Biere mit 7–9% bzw. 10–12% Stammwürze. So z. B. »Hannoversch Broihan«, ein Weizenmalzbier mit 7–9% Stammwürze gewürzt mit Nelken, Anis, Zimt usw. oder »Wердersches Bier«, das Braunbier der Kretschmerbrauereien in Breslau. Weitere waren die in Ost- und Westpreußen hergestellten Biere. Sie waren alle meist schwach vergoren und tiefdunkel gefärbt. Oft gab es im Sommer zur Erntezeit ein »Erntebier«, das stark eingebraut und stark gehopft war. Meist wurde es aus Gerstenmalz und bis zu 20% Zucker hergestellt. Die Gärung erfolgte in Fässern oder Bottichen von bis zu 80 hl Inhalt. Die Gärung dauerte zwei bis drei Tage bei 15–18 °C. In kleineren Fässern betrug die Gärtemperatur 20–22 °C. Die Fässer lagen während der Hauptgärung schräg und wurden, nachdem die Hefe abgeschöpft war, aufgerichtet und gespundet. Die kurze Nachgärung dauerte ein bis zwei Tage, die längere Nachgärung acht bis zehn Tage. Der scheinbare Vergärungsgrad all dieser Biere betrug lediglich 35–40%. Die Hefen waren meist Gemische aus hoch- und niedrigvergärenden Rassen. Besonders bekannt war der »Typus Saaz« als niedrigvergärende Hefe. Manche Hefen stellten bereits bei um die 30% scheinbarem Vergärungsgrad ihre Tätigkeit ein. Im Gegensatz zu den damaligen untergärigen Hefen war man mit diesen Hefen in der Lage, gerade auch stark eingebraute Biere mit niedrigem Alkoholgehalt herzustellen, ohne dass durch künstliche Eingriffe die Gärtätigkeit der Hefe unterbunden wurde.

Um 1900 erlangte das zuckergesüßte Malzbier (Karamellbier) große Beliebtheit. Hierbei wurde dem Einfachbier nach vollendeter Bottichgärung Zucker zugesetzt und es wurde auf Flaschen abgefüllt. Nach kurzer »Triebbildung« (Nachgärung) wurde dann pasteurisiert. Nach kurzer Zeit wünschten die Kunden hefefreies, blankes Malzbier. Ohne Filtration, nur mit kalter Lagerung und ohne Pasteurisation, erreicht man trotz des Zuckerzusatzes eine Haltbarkeit von 8–10 Tagen.

Lichtenhainer Bier und Gose

Das Lichtenhainer Bier war leicht, säuerlich und hell. Durch die Verwendung von Rauchmalz hatte es ein besonderes Aroma. Die Kochzeit der Würze war nur kurz, sodass das Bier nicht bitter wurde. Es war ein beliebtes Getränk der studentischen Jugend.

Die Gose soll nach dem im Harz entspringenden Flüsschen benannt sein und ihren Ursprung in Goslar haben. Charakteristisch für die Gose war der salzig-aromatische Geschmack, der durch Zugabe von Kochsalz und Gewürzen erreicht wurde. Neben Gerstenmalz wurde auch Hafer- und Weizenmalz eingesetzt. Die Gose wurde als Jungbier an die Wirte ausgeliefert und gärte in den Fässern kräftig nach. Das noch kräftig gärende Bier wurde dann auf lange, enghalsige Flaschen abgefüllt. Im engen Flaschenhals sammelte sich mehr und mehr Hefe an und bildete einen natürlichen Pfropfen, der hart wurde, die Flasche verschloss und Kohlensäure im Bier anreichern ließ.

Bayerisches Weizenbier

Einst gab es Zeiten, in welchen das Weizenbier in Bayern und in Schlesien hoch geschätzt und allen anderen wegen seines lieblichen Geschmacks vorgezogen wurde. Die Herstellung bedurfte der kurfürstlichen Genehmigung und das Hereinfluten des weißen Bieres aus Böhmen führte zur Errichtung zahlreicher Brauereien. Selbst Herzog Wilhelm IV. errichtete in München eine Weißbierbrauerei, um vom Trend zu profitieren. Die Zeit des untergärigen, braunen, aus Gerstenmalz gebrauten Bieres war noch nicht gekommen und das obergärige, braune Bier wurde verschmäht. Das weiße Weizenbier wurde jahrhundertelang – vor allem in Schlesien – bevorzugt. Es wurde dann jedoch vom qualitativ hochwertigeren braunen Bier mehr und mehr verdrängt. Kleinere Brauereien fanden eine Nische in der Herstellung von stark gehopftem Weißbier aus Gersten- und Weizenmalz. Um den gewünschten hohen Kohlensäuregehalt zu erreichen, wurde das vergorene Bottichbier vor der Abfüllung mit etwas Vorderwürze versetzt. Künstli-

163

che Klärung mit Hausenblase verlieh dem Bier den erwünschten Glanz.

Das Grätzer Bier

Deutsche Kolonisten sollen im 13. Jahrhundert auch ihre Braumethode mit nach Grätz gebracht haben. Eine weitere Einwanderungswelle von Böhmen her im 15. Jahrhundert brachte weitere Braukunst nach Grätz. Das Grätzer Brauwasser hatte einen hervorragenden Ruf und man produzierte ein weit und breit berühmtes Bier aus 100% Weizenmalz. Das Bier hatte einen ausgeprägten rauch- und hopfenbitteren Geschmack. Die Hopfengabe betrug 3 kg pro 100 kg Schüttung. Seiner Beliebtheit war es zuzuschreiben, dass nicht allein in Grätz, sondern auch in einer Reihe von Städten der früheren Provinz Posen und Westpreußen Grätzer Bier gebraut wurde. In den Jahren von 1890 bis 1900 wurden allein in Grätz mehr als 100 000 hl hergestellt.

Das Weizenmalz wurde mit Eichenholz geräuchert, das während der gesamten Darrzeit als direktes Rauchgas die obere und untere Horde durchzog. Die generell eiweißreichen Weizensorten der Region mussten sehr intensiv vermälzt werden, um eine ausreichende Lösung des Mehlkörpers zu erreichen; die Darrzeit betrug 36 bis 48 Stunden, um den vollen Rauchcharakter bei der gegebenen niedrigen Stammwürze zu erreichen. Die Stammwürze des Grätzer Biers lag bei ca. 7%. Der Vergärungsgrad war niedrig und die Gärung stoppte nach drei Tagen. Die Gärtemperatur betrug 15–18 °C.

Das Jungbier war durch den hohen Eiweißgehalt des Weizenmalzes sehr trüb und musste, da eine Lagerkellerbehandlung nicht stattfand, mit Hausenblase geklärt werden. Beim Umfüllen auf Versandgefäße erhielt das Bier noch einen geringen Kräusenzusatz, um die Nachgärung in der Flasche zu ermöglichen. Die eingesetzte Hefe war niedrigvergärend und hatte starke Flockulationseigenschaften. Diese Hefeeigenschaft wurde durch den Eiweißreichtum bei gleichzeitiger Armut an vergärbaren Zuckern der Würze erreicht. Die Kräusen waren sehr intensiv und man erreichte in einem 60-hl-Bottich eine Kräusenhöhe von bis zu einem Meter. (Kräusen = bei der Herstellung von Bier die im Verlauf der Gärung sich bildende Schaumdecke.)

Das Grätzer Bier wurde ausschließlich im Infusionsverfahren hergestellt. Mit zunehmender Lagerzeit bildete sich ein feines, apfelartiges Aroma. Die Spundung war hoch und es wurde in hohen Spitzgläsern ausgeschenkt.

Hopfenbittere Lagerbiere

Die obergärigen, hopfenbitteren Lagerbiere um 1900 sind die Vorläufer des heutigen Kölsch. Sie waren hochvergoren und hatten einen starken Hopfengeschmack (Hopfengabe ca. 400–600 g/hl). Es ähnelte dem englischen hell-bitteren Bier, dem (bitteren) Ale, war allerdings schwächer eingebraut. Es wurde mittels Infusionsverfahrens hergestellt.

Um das Hopfenaroma auszuprägen, wurde mit 30–50 g/hl aufgebrühtem Hopfen nachgehopft. Die Gärung verlief bei 9–13 °C und dauerte ca. 7 Tage; die Lagerzeit betrug 2–3 Monate bei 5–7 °C. Es wurde bei der Lagerung nicht gespundet, da das Bier ohne Schaum ausgeschenkt werden sollte.

Dieses Spezialbier wurde von kleineren Brauereien im Stadtbereich von Köln, meist mit eigenem Wirtschaftsbetrieb hergestellt und vertrieben. Der Stammwürzegehalt des klassischen »Kölnischen Obergärigen« betrug 8–9%, wurde aber aus steuertechnischen Gründen Anfang 1900 auf mindestens 11% erhöht.

Danziger Jopenbier

Einen Typ von ganz besonderer Art, der sich in den Begriff »Bier« eigentlich nicht einordnen ließ, stellte das »Danziger Jopenbier« dar (Jope = Schöpfkelle). Es hatte einen Extraktgehalt von unglaublichen 45–55%. Jahrhundertelang konnte das Jopenbier seinen Weltruf wahren, denn es wurde nicht nur innerhalb, sondern mehr noch außerhalb der Stadtgrenzen geschätzt. Große Mengen gingen vom Ostseehafen nach England und Holland, wo es zur Bereitung von Suppen und Soßen Verwendung fand. Im Jahre 1891 beispielsweise betrug der Export von Danziger Jopenbier über 5000 Hektoliter. Im Inland wurde es

weniger zum Kochen als vielmehr als Kräftigungs-
mittel, beispielsweie als Zumischung zu normalem
Bier, eingesetzt.

Die Herstellung verlief folgendermaßen:
Die Maisch- und Läuterarbeit war wie bei normalen
Bieren, die Hopfengabe betrug 700–800 g/hl. Die
Kochzeit allerdings war extrem lang und betrug bis
zu 10 Stunden. Manche Brauereien trennten auch die
Vorderwürze und die Nachgüsse und kochten in zwei
Pfannen. Die Kühlung erfolgte ausschließlich auf
dem Kühlschiff (Bestandteil der Brauanlage). Gebraut wurde darum nur von September bis Mai. Nur
in den Wintermonaten kühlte sich die Würze auf
dem Kühlschiff schnell genug ab und war weitgehend
vor Verderb geschützt.

Ungewöhnlich waren die Gärkeller. Es waren
Schuppen, die sich an Wänden und Boden mit
Schimmel überzogen hatten. Dieser Schimmelrasen
durfte nicht entfernt werden. Er galt als der Haus-
geist, der die spontane Gärung hervorruft und dem
Bier seine dem Portwein ähnliche Prägung verlieh.

Ungewöhnlich war auch der Verlauf der Gärung,
die sich in einer Reihe verschiedener Phasen vollzog.
In der ersten Phase überzog sich die Würze, in die
keine Hefegabe erfolgte, mit einer weißen Schimmel-
schicht, die innerhalb von 2–3 Wochen in Grün/Blau
überging. Dann entwickelten sich Gärblasen, die be-
gannen, die Schimmeldecke zu heben. Jetzt wurde die
Decke abgehoben und die Gärung verstärkte sich.
Der Bottich wurde dann mit einem Deckel, in dessen

167

Mitte ein Loch war und der mit einer umlaufenden Rinne versehen war, verschlossen. Die nur halb gefüllten Bottiche schäumten während ca. 14 Tagen stark über und das überlaufende Bier wurde in Wannen gesammelt und zurückgeschüttet. Die Nachgärung im Bottich dauerte weitere 2–4 Wochen, dann kam die Gärung zum Stillstand und das Bier überzog sich wieder mit einer grünen Schimmeldecke. In diesem Zustand blieb das Bier nun bis zu einem Jahr liegen. Vor dem Verkauf wurde es durch Säcke filtriert und auf Fässer abgefüllt.

Lange war die Gärung ein Mysterium. Erst E. Glimm vermochte eine Klarstellung der für die Gärphasen verantwortlichen Mikroorganismen zu erarbeiten. Die Gärungsorganismen waren Penicillium und Mucor-Schimmelpilzstämme sowie unter- und obergärige Saccharomyces-Hefen, Weinhefen und Kahmhefen. Weiterhin waren Milchsäurebakterien enthalten, die im Jopenbier bis zu 2% Milchsäure bildeten. Die estrige Note wurde durch die Schimmelpilze und Kahmhefe verursacht.

Zitate zum Bier

»Als Getränk haben die Germanen ein schauerliches
Gebräu aus Gerste oder Weizen gegoren, welches mit
Wein eine sehr entfernte Ähnlichkeit hat.«

(TACITUS, 55–116)

»Bier bring ich dir, du Baum in der Schlacht!
Mit Kraft gemischt und Mannesruhm.
Voll der Lieder und lindernden Sprüche,
guten Zaubers voll und Wonnerunen.«

(DIE WALKÜRE ZU SIGURD)

»Wohlan, es endet sich mein Lied.
Die Todesgöttinnen,
die Wodan mir aus meinem Haus
gesendet, rufen mir.
Dort sitz ich froh auf hohem Sitz
Und trinke mit den Asen Bier.
Des Lebens Stunden sind entflohen,
    mit Lachen sterb ich hier.«

(KÖNIG REGNAR LODBROCK)

»Fertig war das Bier geworden,
war der Männer Bier bereitet,
ward das rote Bier gelagert,
ward das Leichtbier fortgeführt,
in der Erde nun zu schlafen,
in dem festen Felsenkeller,
in den starken Eichenfässern,
hinter kupferreichen Zapfen.«

(KALEWALA, FINNISCHES NATIONALEPOS)

»Das Bier macht das Fleisch des Menschen dick und gibt dem Gesicht aufgrund der Kraft und des guten Saftes des Getreides eine schöne Farbe.«

(HILDEGARD VON BINGEN, 1098–1179)

»Herr, segne dieses Bier, das durch Deine Gnade aus dem Kern des Getreides hervorgegangen ist, dass es dem Menschengeschlecht ein Heilmittel sei. Gib durch die Anrufung Deines Hochheiligen Namens, dass jedermann, der davon trinkt, Gesundheit des Leibes und Schutz für seine Seele erlange, durch Jesus Christus, unseren Herrn.«

(BIERSEGEN AUS DEM RITUALE ROMANUM, 1614)

Bier ist »eine wunderbare Medizin mit unaussprechlicher Wirkung«.

(PARACELSUS, 1493–1541)

»Denn eine Kanne Bier – das ist ein Königstrank.«
(WILLIAM SHAKESPEARE, 1564–1616)

»Bestaubt sind unsre Bücher,
der Bierkrug macht uns klüger,
das Bier schafft uns Genuss,
die Bücher nur Verdruss.«
(JOHANN WOLFGANG VON GOETHE, 1749–1832)

»Kommt, Brüder, trinket froh mit mir!
Seht, wie die Becher schäumen!
Bei vollen Bechern wollen wir
Ein Stündchen schön verträumen!«
(THEODOR KÖRNER, 1791–1813)

»Mit Vergnügen trinke ich Bier.«
(FRIEDRICH VON SCHILLER, 1759–1805)

»Hei, bayrisch Bier, ein guter Schluck, sollt mir gar
köstlich munden!«
(LUDWIG UHLAND, 1787–1862)

»Ebenfalls, so schäumet hier, geist- und phantasiean-
regend, holder Bock, das beste Bier.«
(HEINRICH HEINE, 1797–1856)

»Es wird bei uns Deutschen mit wenig so viel Zeit totgeschlagen wie mit Biertrinken.«

(OTTO VON BISMARCK, 1815–1898)

»Das Bier, das nicht getrunken wird, hat seinen Beruf verfehlt.«

(MEYER-BRESLAU IM PREUSSISCHEN
ABGEORDNETENHAUS, 21.1.1880)

»So pünktlich zur Sekunde trifft keine Uhr wohl ein,
als ich zur Abendstunde beim edlen Gerstenwein;
da trink ich lange und passe nicht auf mein Zifferblatt;
ich hör's am leeren Fasse, wieviel's geschlagen hat.«

(»DIE BIERUHR«, ALTES STUDENTENLIED)

»Beim Rosenwirt am Grabentor
Des Abends um halb sechs
Den Hammer schwingt der Wirt empor
Und schlägt den Zapfen ex!
Das schlurrt und glurrt aus feuchter Nacht
Vom Spundloch in die Kann',
ei seht, wie's Antlitz jedem lacht,
jedwedem Zechersmann:
Bierlein rinn! Bierlein rinn!
Bierlein rinn! Bierlein rinn!
Was nutzen mir die Kreuzerlein,
wenn ich gestorben bin!«

(ALTES STUDENTENLIED)

»Recht gern empfängt die Musenstadt
Den Fremdling, welcher etwas hat.

Jetzt hat der Kuno Geld in Masse.
Stolz geht er in die Zeichenklasse.
Von allen Schülern, die da sitzen,
Kann keiner so den Bleistift spitzen.

Auch sind nur wenige dazwischen,
die so wie er mit Gummi wischen.
Und im Schraffieren, was das Schwerste,
da wird er unbedingt der Erste.

Jedoch zur Nacht, wenn er sich setzte,
Beim Schimmelwirt, blieb er der Letzte.
Mit Leichtigkeit genießt er hier
So seine ein, zwei, drei Glas Bier.

Natürlich, da er so vorzüglich,
Sitzt er zu Ostern schon vergnüglich
Im herrlichen Antiksaale,
dem Sammelplatz der Ideale.

Doch eh die Abendglocke klang,
macht er den hergebrachten Gang
zur Susel und vertilgt bei ihr
so seine vier, fünf, sechs Glas Bier.

Da eines Abends sagt ganz plötzlich,
grad als der Kuno recht ergötzlich,
dies sonst so nette Frauenzimmer:

›Jetzt zahlen, oder Bier gibt's nimmer!‹
Ach! Reines Glück genießt doch nie,
wer zahlen soll und weiß nicht wie!«

(»MALER KLECKSEL«, WILHELM BUSCH, 1832–1908)

Adressen

Bieressig
(ideal für deftige Gerichte und Salate)
Versand: V. Becker, Gewerbestr. 11, 79285 Ebringen,
Tel.: 07664–97980,
E-Mail: vincent-becker@t-online.de

Anti-Aging-Bier, Badebiere
Klosterbrauerei Neuzelle GmbH
Tel.: 033652–8100

Manfred Köhnlechner
Die Heilkräfte des Weins

Entdecken Sie die heilende Wirkung von Wein

Wein hat in der abendländischen Medizin seit jeher eine wichtige Rolle als Arznei gespielt. Mit Wein können Sie Ihre geistige Regsamkeit und Ihren Stoffwechsel steigern, Erkrankungen des Verdauungssystems vorbeugen, Ihren Kreislauf anregen oder Heilungsprozesse unterstützen.

Kompetent und profund informiert der Mediziner Dr. Manfred Köhnlechner in seinem medizinischen Brevier über die reiche heilkundliche Tradition des Weins und gibt konkrete Ratschläge, bei welchen Krankheitssymptomen ein maßvolles Quantum Wein seine wohltuende Wirkung entfalten kann.

176 Seiten, ISBN 978-3-7766-2248-5
Herbig

Lesetipp

BUCHVERLAGE
LANGENMÜLLER HERBIG NYMPHENBURGER
WWW.HERBIG.NET